西医大家话中医

国家中医药管理局 组织编写

余艳红 秦怀金 主 编

第二卷

钟南山

陈香美

张 运

葛均波

贾伟平

全国百佳图书出版单位

中国中医药出版社

融合出版说明

本书为融合出版物，微信扫描书中二维码，即可获取访谈音视频、全景参观中医药博物馆、AR 经络成像、中医趣味问答等数字化资源和服务（具体方法详见本书附录）。

图书在版编目（CIP）数据

西医大家话中医 . 第二卷 / 国家中医药管理局组织编写；余艳红，秦怀金主编 . —北京：中国中医药出版社，2024.1
ISBN 978-7-5132-8206-2

Ⅰ . ①西… Ⅱ . ①国… ②余… ③秦… Ⅲ . ①中国医药学 Ⅳ . ① R2

中国国家版本馆 CIP 数据核字（2023）第 098161 号

出版　中国中医药出版社
地址　北京经济技术开发区科创十三街 31 号院二区 8 号楼
邮编　100176
规格　710×1000mm $\frac{1}{16}$
印张　12.75
字数　168 千字
版次　2024 年 1 月第 1 版
印次　2024 年 1 月第 1 次印刷
印刷　北京盛通印刷股份有限公司
经销　全国各地新华书店
书号　ISBN 978-7-5132-8206-2
定价　99.00 元

购 书 热 线　010- 89535836
天猫旗舰店网址　https://zgzyycbs.tmall.com

如有印装质量问题请与本社出版部联系（010 – 64405510）

《西医大家话中医》
编写委员会

主　编　余艳红　秦怀金

编　委　王振义　韩济生　孙　燕　汤钊猷

　　　　钟南山　陈香美　张　运　葛均波

　　　　宁　光　贾伟平

陈 竺 ^序

习近平总书记指出，中医药学是中国古代科学的瑰宝，也是打开中华文明宝库的钥匙。党的十八大以来，以习近平同志为核心的党中央把中医药摆在更加突出的位置，把促进中医药传承创新发展作为新时代中国特色社会主义事业的重要内容和中华民族伟大复兴的大事，作出一系列重大决策部署，引领中医药事业取得历史性成就、发生全局性变化。

千百年来，中医药传承精华、守正创新，为人类抗击疫病作出了重大贡献。特别是面对世纪疫情，中西医联手筑牢生命防线，成为我国新冠疫情防控的一大亮点，为全球抗疫贡献了"中国智慧"和"中国方案"。在这场惊心动魄、艰苦卓绝的历史大考中，中医药全程深度介入，充分发挥治未病、辨证施治的独特优势，为人类文明史上人口大国成功走出疫情大流行的奇迹作出了重要贡献。

坚持中西医并重，推动中医药和西医药相互补充、协调发展，是我国卫生与健康事业的显著优势。党和国家领导人历来高度重视中西医协同发展。20世纪50年代，我国兴起西医学习中医热潮，诺贝尔生理学或医学奖获得者、中国中医科学院首席研究员屠呦呦就是第三期西学中班学员，中西医结合的伟大成果"青蒿素"为全球疟疾防治作出了重要贡献。

作为从事医学科研工作的一名老兵，我已经工作快50年，但在博大精深的中医药学面前只能算是一个小学生，在多年医学研究的过程中，真切地感受到中医药是中华民族的瑰宝，也从中医药学中受到很多启发。我和陈赛娟院士跟随王振义院士与哈尔滨医科大学张亭栋教授团队合作，引入中药砒霜（三氧化二砷），通过对全反式维甲酸和三氧化二砷两药联合治疗方法的使用，使急性早幼粒细胞白血病这个曾经最为凶险的白血病成为首个可被治愈的白血病。该成果被誉为"上海方案"，并被国际权威指南指定作为一线经典治疗方案，使中国占领血液肿瘤治疗制高点，为世界肿瘤治疗贡献了中国方案。可以说，中医理念与现代医学的汇聚会产生意想不到的突破，造福人类的健康福祉。

《西医大家话中医》这本书展现了在西医界享有盛誉的大家对中医药的观点、认识，以及他们在"中西融合"和"西学中"过程中的体会、收获和成就，对于如何发挥中西医结合优势，推进西学中事业发展，为全球健康提供"中国处方"具有很好的借鉴作用。希望当代广大医务工作者，以这些院士、大家为榜样，热爱中医药，开展中西医结合研究，推动中西医协作，促进中医药和西医药相互补充、协调发展。希望全国卫生健康系统的各级领导干部，不断深化对中医药发展规律的认识，制定出更加切实可行的有利于中西医结合事业发展的政策措施。

今年是全面贯彻落实党的二十大精神的开局之年，也是实施"十四五"规划承前启后的关键一年；今年还恰逢毛泽东主席对西医学习中医作出重要指示 65 周年。在这样的形势下，推出《西医大家话中医》十分及时，很有必要。我认为，这是贯彻落实习近平总书记关于中医药工作重要论述的具体行动，是贯彻落实《中共中央 国务院关于促进中医药传承创新发展的意见》的重要举措，对于促进中医药传承创新发展、带动西医学习中医具有十分重要的意义。希望这套书的出版，能感召、激励更多的中医和西医有志之士，优势互补，携手共进，为全面推进健康中国建设、更好地保障人民健康提供有力支撑，为以中国式现代化全面推进中华民族伟大复兴号巨轮乘风破浪、扬帆远航贡献力量。

　　书将付梓，邀我作序，感谢受访的 10 位院士、大家和编写团队。

第十三届全国人大常委会副委员长
中国红十字会会长
中国科学院院士

2023 年 8 月

陈可冀 序

在我国五千年的文明史中，中医药学兼容并蓄，去粗取精，蕴藏着中华民族深邃的哲学思想和实践经验，体现了自然科学与人文科学的进一步融合与创新。1958 年，毛泽东主席对卫生部党组《关于西医学中医离职班情况成绩和经验给党中央的报告》作重要批示："中国医药学是一个伟大的宝库，应当努力发掘，加以提高。""今后要在全国范围内举办西医学习中医的学习班，这是一件大事，不可等闲视之。"为中西医结合卫生事业指明了方向。习近平总书记在十九大报告中进一步要求"坚持中西医并重，传承发展中医药事业"。中医药学与现代医学应当相互借鉴、协调发展，充分发挥中医药在疾病防治与康复医疗中的重要作用，促进中西医结合事业发展。

1955 年 12 月，卫生部在中医研究院（现中国中医科学院）举办西医学习中医班，每省抽派两名毕业 3 年以上的西医到京系统学习中医。我服从组织调遣进京，从此与中医结缘，如今近 70 年过去了，大家共同开辟了更广阔的中西医结合发展道路。40 多年前，时任阜外医院院长的吴英恺院士，创办《中华心血管病杂志》，邀请我担任杂志副主编。那时候我很年轻，作为一名青年医师，被西医院士认可很意外也很欣喜。还有上海瑞金医院的邝安堃教授，有一年我在外地开会，恰巧与邝教授同住一个房间，切磋中医药学术的进步，都认为中医药事业的发展不仅要靠中医药专家，还要有基础医学、临床医学及社会科学各方面的专家共同合作，以求不同学科的交叉互补发展。

年前，《西医大家话中医》项目组邀我为书作序。了解到该项目首批采访的西医大家全部是院士，在各自的研究领域都是领航人。他们对现代医学都有很高深的见解，这有助于我们打开视野，看看其他行业，尤其是西医界大家对我们中医药学的认识和发展建议。其中有好几位是我的老朋友或者很熟悉的朋友，比如韩济生院士是神经生理学家，从 1965 年起，就接受周恩来总理的嘱托，开始研究"针刺"的镇痛原理，从此孜孜不倦，不断取得重大成果。张运院士和葛均波院士是心脏病学家，我们研究方向和领域相同。张运院士团队花费 20 年研究了中药通心络防治动脉粥样硬化的作用，为临床治疗心血管疾病拓宽了用药范围。葛均波院士牵头的麝香保心丸项目也体现了中医药国际化的进程。他们都是现代医学家，同时又在中医药学领域有所成就，其研究成果加速了中医药及中西医结合事业的国际化进程。

　　期待着这套图书的问世，影响更多的中医人、西医人，为中西医结合事业的发展开辟新道路，为祖国发展新医药学提供更多更广的思路。

中国科学院院士

国医大师　陈可冀

中国中西医结合学会名誉会长

2023 年 4 月

张伯礼 序

纵观中医发展史，近百余年以来，从中西医汇通到中西医结合，再到今天的中西医并重，走过了一条不平凡的道路。尤其是数十年来，中西医结合的发展，为中西并重的医药卫生基本国策的确立提供了生动的实践经验和良好的政策环境。

我国有中医和西医两套医疗体系保障人民群众的生命健康。在当前，疾病谱以重大慢病和重大传染病为主，医学模式由疾病医学转变为健康医学，医药保障成为刚性需求，并严重影响着经济社会发展和国家安全的全球大背景下，中西医并重彰显了我国医药卫生的特色和优势。在这次抗击新冠疫情的战"疫"中，我们始终坚持"中西医并重、中西医结合、中西药并用"方针，取得了较好的临床效果，保障了人民生命健康和经济社会发展，为全世界新型冠状病毒感染防治提供了中国方案，令世界瞩目，WHO 也给予积极的评价。

在这个历史过程中，不同时代都涌现出一批西医学习中医并作出突出贡献的专家学者，他们个个都是各自领域的翘楚和领军人物，同时对中医药传承发展作出了突出的成绩。总结他们的中西医结合实践经验，听听他们对中医药发展的意见建议，十分重要且必要。为此，国家中医药管理局组织编写《西医大家话中医》，奉献给广大读者，是十分有意义的一件大事。

《西医大家话中医》的选题独具视角，立意深刻新颖，从治疗疾病的角度，反映了被访谈者的中西医诊疗观念和中西医协同发展的观点；从哲学与文化角度，他们给出了传承发扬中医药文化的答案；从维护健康视角，西医专家解读中医药保障全民健康的价值；从宏观政策与科研导向方面，为中医药事业发展提出了许多中肯的建议。当然，书稿中还反映了这些受访者各具特色的成才之路以及与中医药结缘的生动故事。若总结他们的共同经验，似有3条：一是大家都有坚定的文化自信，自觉学习，积极应用中医药知识，坚持日久，终有所得；二是大家都以临床难题为切入点进行中西医结合，取长补短，优势互补，取得突破；三是大家都善于总结经验，抽提规律，升华理论，丰富和发展了所研究的内容，开拓了新的研究领域。这些经验对医学人才培养都具有生动的借鉴意义，也对后学者具有很好的启迪作用。

党的二十大报告明确提出"促进中医药传承创新发展"。在中医药几千年的发展历程中，向来注重自我理论的完善和技术创新，历代中医先贤吸收不同理论体系资源、优秀的文明成果，使自己的学科体系不断与时俱进，保持学术长青、历久弥新。新时代的中医药事业高质量发展更应该坚持科技创新，坚持多学科交融，坚持中西医并重，促进中西医优势互补、协调发展，促进中医药现代化。中西医结合是大势所趋，也是未来医学的发展方向。中西医结合绝不是简单混搭，而是重在优势互补，最大限度发挥中西医各自优势，利用中西医各自特点，增强内生动力，做到取长补短，相互促进，协同攻关，解决医学难题。中西医结合历经近70年的探索与发展，取得了丰硕的成果，可以说我们找到了结合的模式和方法，就是以临床难题为导向、以临床疗效为目标，发掘两者之长，优势互补，拿出更优的诊治方案，照护和施惠于广大患者。我们坚信，中西医并重的中国式卫生健康体系，将为解决世界医改难题提供有效路径和方法。

衷心希望《西医大家话中医》的出版，能引起中西医结合的学术争鸣，促进中西医结合的学术繁荣与发展，吸引更多的同仁加入中西医结合的实践队伍。更希望《西医大家话中医》成为常版书，再出续集，以兹读者。

乐之为序，谨呈共勉。

中国工程院院士　国医大师
中国中医科学院　名誉院长　张伯礼
天津中医药大学　名誉校长
2023 年 7 月于天津静海团泊湖畔

陈凯先 序

我怀着十分兴奋的心情，祝贺《西医大家话中医》的出版。《西医大家话中医》不仅是新中国中西医结合事业发展历程的一个忠实记录，更是医学大家从独特视角对于中西医结合促进中医药"传承精华、守正创新"、推动当代医学发展的深刻诠释，必将对中西医结合事业发展产生深远影响。它将成为一部有历史价值、有时代影响力的重头力作。

党的二十大报告中提出："以中国式现代化全面推进中华民族伟大复兴。"人民健康是民族昌盛和国家强盛的重要标志，在中华民族伟大复兴的历史进程中被置于尤为重要的地位，历史悠久的中医药学在这一新征程中肩负着重大使命。

首先，中医药将在应对当代人类面临的健康挑战中展现出独特的价值和作用。当今时代，人类正面临来自两方面的全球健康挑战。一方面是新发、突发重大传染病的威胁，这种威胁伴随着人类漫长的历史，21世纪以来也接连发生，如埃博拉、登革热、寨卡、SARS、MERS和新型冠状病毒感染等，对人民的生命健康和经济社会发展带来严重危害。另一方面，是心脑血管疾病、神经退行性疾病、代谢障碍性疾病、免疫性疾病、肿瘤等非传染性慢性病的重大威胁。随着当代社会快速向城市化、老龄化社会过渡，人类疾病谱发生了重大改变，非传染性慢病发病率飙升。这些疾病多数是病原体不明确、多因素导致的复杂疾病，涉及多基因、多靶点通路和网络调控。以"治愈疾病"为目标的医学模式不足以遏制其蔓延的趋势；以"还原论"为指导、针对单一靶点的治疗思路不足以攻克多因素导致的复杂疾病。这种状况促使人们重新审视当代医学发展的方向，对医学目的调整和医疗模式转变产生深刻反思。中医学对人体整体的、多靶点的、多层次的作用和调节可以对复杂慢性疾病及重大突发传染病的防治显示出重要的价值和意义；同时中医学的理念和实践也可以推动当代医学模式的转变，由治已病转向治未病，由对抗医学转向协同医学，由局部医学转向整体医学，由生物医学转向生理—心理—社会—环境相结合的新医学。

其次，中医药将在生命健康科学前沿的探索中发挥其独特的价值和作用。20世纪中叶，以核酸双螺旋结构的发现为标志，生命科学逐步走向整个科学舞台的中心位置，生命科学的成果成为科学领域中最激动人心的成就，不断地开拓人类的眼界。21世纪是生命科学的世纪，现代科学的发展正逐步由主要探索外部物质世界的规律转向深入地了解生命现象和人体自身的奥秘。生命科学研究的广度和深度不断拓展，不断走向系统化认识和工程化改造。中医药是我国具有原创优势的科技资源。在长期与疾病斗争的过程中，中医学形成了自己独特的理论体系和医疗模式，具有我国特有的原创思维，蕴含着系统生物医学、化学生物学等国际前沿科学思想的精髓，可以为当今探索生命和人体奥秘的前沿研究提供深刻的启示，并作出重要贡献。

回顾历史，事实也正是如此。中西医结合事业已经走过了60多年漫长历程，涌现了一批优异的代表性成果，有力地促进了疾病的防治和医疗模式的转变。例如，砒霜制剂和中药复方黄黛片治疗急性早幼粒细胞白血病，青蒿素类抗疟药治疗疟疾，活血化瘀方药治疗缺血性心脑血管病及周围血管病，"通里攻下"法治疗急腹症，扶正疗法与现代肿瘤治疗相结合的中西医结合肿瘤医疗模式，等等。同时，中西医结合也有力地促进了生命科学前沿研究的发展。例如，针刺麻醉和针刺镇痛原理的阐明促进了神经生物学的发展，以中药黄连活性成分小檗碱为探针揭示了人体内血脂调节的新通路、新机制，中药淫羊藿苷促进神经干细胞增殖为传统温肾阳中药促进干细胞增殖提供了佐证，等等。

习近平总书记对发展中医药事业和实施"健康中国"战略多次作出重要指示。一方面，要求我们把中医药传承好、发展好、利用好，"传承精华，守正创新"；另一方面，要求我们"运用现代科学解读中医药原理""走中西医结合的道路"。此次国家中医药管理局组织编写《西医大家话中医》，正是为我们贯彻落实习近平总书记的要求提供了极好的学习范例，给我们深刻的教育和启示。王振义、汤钊猷、韩济生等10位院士的精诚之志与拳拳之心，展现了中医药现代化和中西医汇聚的生动实践和广阔前景。他们通过"西学中"的方式，走上了中西医结合之路，成为中西医结合的高级医生和理论家，为中西医结合事业做出了辉煌业绩。以他们为代表的中西医结合大家及其成就，犹如群星灿烂，照耀着中西医结合发展的道路，大大增强了我们推动中西医结合发展的勇气，更加坚定了我们的信心。他们的开拓创新精神、献身事业的热情、潜心研究锲而不舍的治学态度，是中西医结合事业宝贵的精神财富。新一代中西医结合科技工作者要承前启后、继往开来，弘扬他们的科学精神，学习和光大他们的科学眼光和智慧，不断创造中西医结合新的辉煌成就，把中西医结合事业推向新的高峰。

"天地之德不易，而天地之化日新"。中西医学的汇聚和交融已经成为迅速发展的时代潮流，两个医学体系相互沟通、相互渗透、相互汇聚的趋势不断加强。它不仅将大大提升医疗卫生工作为人民健康服务的能力和水平，而且也已成为医学科学发展的强大推动力量，为在未来逐步形成中西医统一的新医学奠定基础、开辟道路。让我们学习和发扬本书中各位大家的精神，踔厉奋发，努力谱写中西医结合事业的新篇章！

谨以此文致敬先进，并和各位同道共勉。是为序。

中国科学院院士
中国中西医结合学会名誉会长　　陈凯先
上海中医药大学原校长

2023 年 9 月

前 言

　　中医药学是中华文明的瑰宝，凝聚着深邃的哲学智慧和中华民族几千年的健康养生理念及其实践经验，在几千年的发展进程中形成了独特的生命观、健康观、疾病观、防治观，实现了自然科学和人文科学的融合和统一。

　　自明末清初西医在我国传播，我国就逐渐形成了中西医两种医学并存的格局。医道中西，各有所长。党和政府历来高度重视发挥中西医两种医学在保障人民群众生命安全和身体健康中的重要作用。中华人民共和国成立初期，我们党先后确立"团结中西医""中西医结合"的指导方针，推动中西医开展互学。1955 年，根据中央精神，卫生部开始组织开展"西学中"研究班。1958 年，毛泽东主席在中共卫生部党组关于组织西医学中医离职学习班的总结报告上作了重要批示，肯定了这一做法，指出举办西医离职学习中医班"是一件大事，不可等闲视之"。在党的号召下，西医学习中医，中医学习现代科学技术，极大地推动了两种医学的互学互鉴，产生了一大批以针刺麻醉、三氧化二砷联合全反式维甲酸治疗白血病、中西医结合治疗急腹症等为代表的重大科研成果，为维护人民群众健康作出了重大贡献。

　　党的十八大以来，以习近平同志为核心的党中央把中医药工作摆在更加突出位置，习近平总书记多次强调，坚持中西医并重，推动中医药和西医药相互补充、协调发展，是我国卫生与健康事业的显著优势。特别是在抗击新冠疫情中，我们坚持中西医结合、中西药并用，大大提高了治愈率、降低了病亡率。习近平总书记指出，中西医结合、中西药并用，是这次疫情防控的一大特点，也是中医药传承精华、守正创新的生动实践。

在毛泽东主席对西医学习中医作出重要批示六十五周年之际，我们组织中国中医药出版社联合《中国中医药报》社、《健康报》社、央视知名医学节目策划人等权威媒体力量采访西医领域的 10 名院士、大家，分别是王振义、韩济生、孙燕、汤钊猷、钟南山、陈香美、张运、葛均波、宁光、贾伟平，生动讲述他们自己在临床、科研工作中认识中医药、结缘中医药的精彩故事，认真回顾他们应用现代科学研究中医药、应用中医药、开展中西医结合临床研究的不平凡历程。这些院士、大家都在各自的专业领域里作出了非常突出的贡献，王振义院士在白血病治疗中引入中药砒霜，让急性早幼粒细胞白血病成为世界上第一个可被治愈的白血病；韩济生院士首次用现代科学方法向世界阐述针灸镇痛原理；孙燕院士应用现代免疫学方法查明扶正中药促进细胞免疫作用的机理，等等。希望能够通过对西医大家的采访、他们对中医药的真知灼见及在中西医结合领域创新成果等中医药故事，进一步增进广大医务工作者对中医药的认识和认同，推动更多的西医学习中医药知识，吸引和感召更多人员投入到中医药和中西医结合的临床实践与研究中，促进中西医相互学习、相互尊重、相互欣赏、相互协作、共同发展，一起把中医药这个祖先留给我们的宝贵财富继承好、发展好、利用好。这也是我们策划这套丛书的初心与初衷所在。

《西医大家话中医》在内容上呈现传统医学和现代医学的交融，在出版形式上也紧跟时代潮流，创新设计了"访谈影音再现""中医药场馆全景参观""人体经络 AR 展示"等线上拓展模块，借助网络信息技术，将本套丛书打造成为可听、可看、可学的融合出版物，为读者提供内容丰富、形式多样的知识服务。

图书的编撰出版，是一项系统工程。在本丛书的策划、组稿、编辑、出版过程中，我们得到各方面大力支持。受访院士、大家都高度重视、倾力支持，做了大量精心细致的准备，百忙之中抽出时间接受访谈，畅谈对中医药的认识、与中医药结缘的心路历程、开展中西医结合的心得体会、对中医药传承创新发展的建议；有关省级中医药主管部门、受访专家所在单位等给予大力支持，协助提供相关资料；采访组全体成员不辞辛劳，查阅资料，制定采访提纲，逐一对10位院士采访。特别令我们感动的是，第十三届全国人大常委会副委员长、中国红十字会会长、中国科学院院士陈竺欣然为本书作序，并高度评价这项工作的重要意义和本书的价值；中国科学院院士、国医大师、中国中西医结合学会名誉会长陈可冀，人民英雄、中国工程院院士、国医大师张伯礼，中国科学院院士、中国中西医结合学会名誉会长陈凯先，满怀深情专门为本书作序。在此，全体编写人员向他们表示衷心的感谢和崇高的敬意。

由于时间紧迫，书中疏误之处，敬请广大读者提出宝贵意见和建议，也期望更多人关注中医药、研究中医药，共同为中医药传承创新发展建言献策。

2023 年 9 月

主编 简介

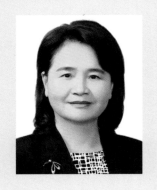

余艳红，女，研究生学历，医学博士学位。曾任南方医科大学南方医院妇产科主任、副院长，南方医科大学副校长、校长，广东省人民政府副省长。现任国家卫生健康委员会党组成员，国家中医药管理局党组书记、局长，全国妇联副主席（兼）。

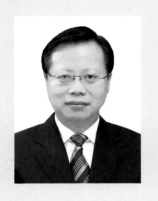

秦怀金，男，研究生学历，医学硕士，管理学博士学位。曾任卫生部办公厅副主任，国家食品药品监督管理局办公室主任，卫生部妇幼保健与社区卫生司司长，国家卫生健康委员会科技教育司司长、办公厅主任。现任国家中医药管理局党组成员、副局长。

目录

钟南山

呼吸内科学专家
中国工程院院士
"共和国勋章"获得者

投身呼吸系统疾病的临床、教学和科研工作
60余年，领衔团队进行中西医结合治疗呼吸
病相关研究，主张用循证医学的方法来推进
中西医结合。

陈香美

肾脏病学专家
中国工程院院士

创建中西医结合治疗 IgA 肾病新方案，汇通
中西，引领中西医结合走向世界。

張
运

内科心血管病学专家
中国工程院院士

带领团队花费 20 年通过临床试验明确中药通心络胶囊防治动脉粥样硬化的作用，探索出中西医结合治疗心血管疾病的新道路，为中医药走向世界作出突出贡献。

葛
均
波

内科心血管病学专家
中国科学院院士

领衔历时 10 年的麝香保心丸循证研究，加速中医药国际化。

贾伟平

内分泌代谢病学专家
中国工程院院士

领衔的《中国2型糖尿病防治指南》首次纳入了中医药治疗的相关内容。

附　录

掘千年中医中药宝库

泽万户寻常百姓人家

钟南山

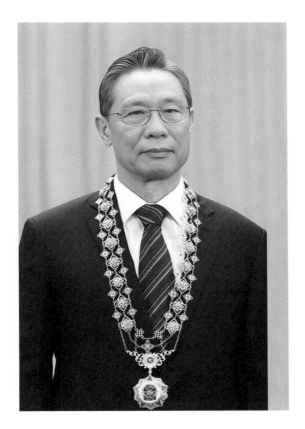

钟南山

呼吸内科学专家
中国工程院院士
"共和国勋章"获得者

投身呼吸系统疾病的临床、教学和科研工作 60 余年，领衔团队进行中西医结合治疗呼吸病相关研究，主张用循证医学的方法来推进中西医结合。

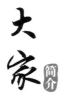

钟南山，中国工程院院士，广州医科大学附属第一医院国家呼吸系统疾病临床医学研究中心主任。1936年10月出生，福建厦门人，抗击"非典"特等功臣，公共卫生事件应急体系建设的重要推动者。2020年9月8日，在全国抗击新冠肺炎疫情表彰大会上，钟南山院士被授予"共和国勋章"。2018年12月18日，党中央、国务院授予他"改革先锋"称号，颁授改革先锋奖章，并获评"公共卫生事件应急体系建设的重要推动者"。2009年他被评为"100位新中国成立以来感动中国人物"，还曾荣获"全国先进工作者""白求恩奖章"等荣誉。

钟南山院士投身呼吸系统疾病的临床、教学和科研工作60余年，重点开展哮喘、慢阻肺疾病、呼吸衰竭和呼吸系统常见疾病的规范化诊疗，以及疑难病、少见病和呼吸危重症监护与救治等方面的研究，在国际学术期刊上发表SCI论文790余篇，其中包括 *New England Journal of Medicine*、*Nature Medicine*、*Lancet*、*American Journal of Respiratory and Critical Care Medicine*、*Chest* 等呼吸疾病研究领域国际权威刊物，总引用次数3.68万次，H-index 83（2022）；在中华医学会等机构主办的国家级杂志上发表论文500余篇；出版各类著作《哮喘：从基础到临床》《内科学》《呼吸病学》等20余部；获得发明专利近60余项，其中实用新型30余项。主持制定了第五版至第十版新冠诊治指南及甲流、慢性咳嗽、慢阻肺等多种疾

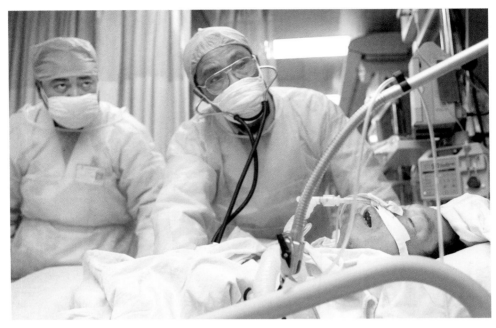

❖ 2003 年"非典"时期钟南山院士在 ICU 查房

病诊疗指南。

钟南山院士和中国的公共卫生事业紧紧连在一起，攸关生命的大考，他从不缺位。

2003 年初，"非典"疫情突如其来，钟南山院士不顾自身生命安危应对灾难，夜以继日地工作。他主动请缨"把最危重的'非典'病人集中收治到我们这里"，全力以赴地精心制订诊疗方案，以医者的妙手仁心挽救生命，显示出了科学家治学严谨的作风与高度的责任感。

通过"非典"事件，他建言献策推动公共卫生应急体系建设，积极倡导与国际卫生组织合作，主持制订了我国"非典"等急性传染病诊治指南，最早制订出《非典型肺炎临床诊断标准》，探索出了"三早三合理"的治疗方案，在全世界率先形成了一套富有明显疗效的防治经验，得到了世界卫生组织的肯定，认为这些经验对全世界抗击非典型肺炎具有指导意义，是中国对世界的贡献。

2020 年春节，新冠病毒疫情暴发。国家卫健委组织国家高级别专家组，钟南山院士任组长。在重要节点，他关于"疫情存在人传人现象"的发声如一声警钟，全社会对新冠疫情的认知迅速发生变化。他与支援武汉的广东医疗队专家对危重症患者进行远程视频会诊，先后进行 24 场国际远程连线，与来自 13 个国家的科研临床专家进行经验探讨，为我国和全球抗击新冠疫情提供建议。危难关头，他再次彰显了国士的勇气与担当。

多年来，他坚守在抗击疫情第一线，主动承担起突发公共卫生事件代言人的角色，在大气污染治理、室内空气污染、甲型流感防控等公共事件中敢于发声、传递真知、稳定人心。他带领团队探索建立符合中国国情的呼吸道重大传染病防控体系，建立了国际先进的新发特发呼吸道重大传染病"防 – 治 – 控"医疗周期链式管理体系，在推动我国建立公共卫生防治体系、提高重大疫情侦察监测

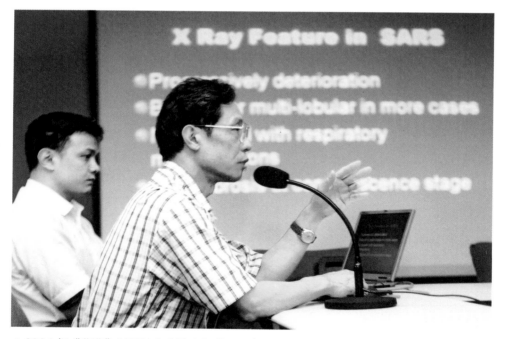

❖ 2004 年"非典"时期钟南山院士与世界卫生组织官员
　在广州医科大学附属第一医院考察

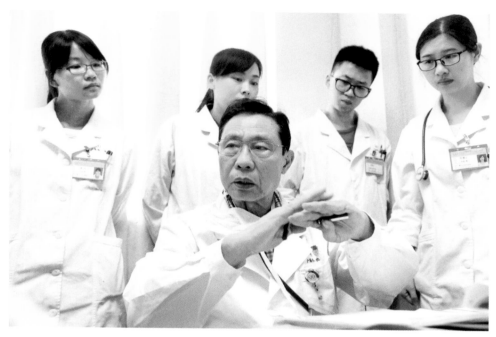

❖ 钟南山院士门诊带教

能力和效率、加强应急队伍建设等方面发挥了重要作用，在应对H5N1、H1N1、H7N9、H5N6、MERS 流感等突发疫情时发挥了积极的作用。

钟南山院士带领团队进行呼吸疾病临床科研攻关的过程中也注重中西医结合。如今，在他的带领下，广州呼吸健康研究院、国家呼吸系统疾病临床医学研究中心、国家呼吸医学中心、呼吸疾病国家重点实验室及广州实验室早已硕果累累。

今天，我们《西医大家话中医》访谈组很荣幸和钟南山院士面对面，来听听他在几十年的医学工作中，在中西医结合中有哪些经验所得，以及他对于中医药发展的一些建议和看法。

与中医结缘

访谈人：在 1978 年 3 月召开的全国科学大会上，您与他人合写的论文《中西医结合分型诊断和治疗慢性气管炎》获得了全国科学大会科技成果奖。您是怎样与中医结缘进行慢性气管炎的研究呢？

钟南山：这要从一个"痰"字说起。20 世纪 70 年代初，针对我国慢性支气管炎的发病情况，周恩来总理向医学界发出号召，要求广大医务工作者做好慢性支气管炎等呼吸系统疾病的群防群治工作。1974 年，广州市第四人民医院（现改名为广州医科大学附属第一医院）响应号召成立了慢支炎防治小组，同时医院决定抽调我加入这个小组。我当时的想法很简单，"自己是个党员，就应如同当初填写毕业分配志愿书一样，听从党的安排"。于是由 3 人组成的慢支炎防治小组就这么成立了。

然而，防治小组成立之初，并没有一个明确的目标与具体的任务，就是为了响应周总理的"群防群治"号召而建立起来的，因此医院在这方面的研究还是个空白。一开始，我们所干的活就是三天两头为慢支炎患者检查一次身体，照看患者们蹲在墙角晒太阳。为此，我当时也有些苦恼。

有一天，我正心绪不宁地走在晒着太阳的慢支炎患者中，漫无目的地走来走去。走着走着，我就瞧见了患者吐在地上的痰。本来"痰"这东西见惯不怪，但在那天的我看来，它们却呈现出五彩斑斓的色彩。看着看着，我就蹲了下去。当时患者们还以为我丢失了什么东西，但我却发现慢支炎患者们吐出的痰各有各的不同，即使是一个人吐出的痰，也多不相同。当时我突然有了一种奇妙的感觉：自己就要走上了研究呼吸系统疾病的"正道"，预感这里面一定大有文章。

不过当时我还是决定继续观察几天，掌握一些患者咳痰的规律。于是在例常的碰头会上，我向两位前辈报告了自己这几天的观察及自己所做的关于这方面的预测。于是小组决定，从痰样分析开始，正式制订研究方案和实验计划，真正开展起呼吸系统疾病的防治与研究工作。就这样，防治小组找到了呼吸系统疾病防治和研究的一个突破口，迈出了第一步。

我在北京医学院（现北京大学医学部）学习时做过一些生化实验，对患者咯出来的痰液进行了一个生物化学分解，经过实验我发现同样是慢支炎，但患者的分泌物却有不同的成分。当时就考虑要根据不同的情况，用不同的治疗方法。那时，我们还跟中医科有联络，在学习中医的过程中，我了解到中医对呼吸系统疾病治疗的方法：一个是对虚实寒热的分析，另一个是对脏腑的分析。慢性支气管炎涉及 3 个脏器：肺、脾、肾。进一步说，就是肺虚、脾虚、肾虚导致的慢性支气管炎有不同的表现，是不同的类型，所以应该采用不同的治疗方法。

当时，我就采用了中医的治疗方法，并和西医的局部性状治疗结合起来进行，在认真向小组里的老医生侯恕学习和请教后，在侯恕医生研究的基础上，采用一种叫紫花杜鹃的草药来配合进行中西医治疗，也就是用紫花杜鹃再加人胚的经络注射法。实践证明这样的治疗方法真的不错，有效率达到 50% 以上，效果十分显著。

1977 年，联合国世界卫生组织传统医学代表团来中国参观，到广州以后，就开始了解中国的传统医学，最后来到了我所在的慢支炎小组。因为小组当时已经在慢性气管炎中西结合防治、分型等方面做出了一些成绩，代表团专门参观并听取了我们的报告，给予了很高的评价。

慢性气管炎275例的中西医结合分型诊断和治疗

广州医学院附属医院 新医科

在防治慢支炎的实践中，迫切需要找出一种既能阐明本病脏腑病机，又能反映本病病因、病理、病生理等方面发展过程，并能指导中西医结合治疗实践的诊断分型。以克服临床治疗中的盲目性，达到提高疗效减少副反应的目的。

一年来，我们在过去对64例慢支炎病人进行中西医结合诊断分型的基础上[1]，进一步扩大了观察例数，并到农村防治点进行分型的诊断和治疗。本文旨在说明用现代医学方法对

量、粘蛋白含量，上清液的总蛋白、粘蛋白、清、球蛋白含量，胸部 X 线、心电图、肺通气功能〔肺 活 量 (VC)、第 1 秒 时 间 肺 活 量 (FEV₁)、最大呼气中期流速 (MEMF)〕。动脉血二氧化碳分压 ($PaCO_2$)，血清补体，胸腺淋巴细胞、描记努力咳嗽曲线，观察其最大咳嗽流速及咳嗽指数等项检查。对分型进行了综合分析。

分型和辨性

❖ 全国科学大会成果奖获奖论文

1978 年，第一届全国科学大会在北京召开，我作为广东省的代表也参加了这次历史性的盛会。当时我们撰写的论文《慢性气管炎275 例中西医结合分型诊断和治疗》，被评为国家科委全国科学大会成果一等奖。后来，我们将研究和治疗领域从慢性支气管炎扩展到了对肺气肿、呼吸衰竭、肺心病的治疗，后来在 1979 年，广州市呼吸疾病研究所正式成立。要说真正在专业领域与中医结缘，应该就是从慢性支气管炎的中西医结合诊疗开始的。

访谈人：您从 1978 年就开始将中医投入到临床研究中，可以看出您对中医的感情是非常深厚的，这是一种怎样的感情？

钟南山：要说对中医的感情，我想首先分享 1 个小故事。1979 年我考取了公费出国留学资格，赴英国爱丁堡大学附属皇家医院进修。1980 年 1 月 6 日，我怀着惴惴不安的心情前往爱丁堡大学报到。当时我的导师是弗兰里教授，他第一句话就问："你想来干什么？"

我还记得当时非常恭谨地向他说明，是想来搞呼吸系统方面的研究。弗兰里教授当时回答说："你先看看实验室，参加查看病房，1个月后再考虑该做些什么吧！"第一次会见就这样短暂结束了，总共不到 10 分钟。

我当时走出教授办公室，内心感到一种莫名的压抑：难道中国人真像那些外国学者心目中想的那样，闭关自守无知吗？不！我们的祖辈曾有过光辉的成绩！两千年以前，中国人就懂得使用麻黄治疗哮喘，西方的麻黄素是 20 世纪 40 年代从我国麻黄中提取出来的。中国早在明朝李时珍时，就已曾运用过洋金花、曼陀罗，这些都是阿托品类的药，都是从中国传出去的……当时我就下定决心，我们要挺直腰板站起来，用行动去为中国医生争口气。

1 个月后，我在教室再次遇到弗兰里教授，正当我向他问好时，他问我："你能不能讲一讲中国的医疗？"我当即就答应下来，并精心准备了幻灯片，决心好好地把"中国医疗"呈现给大家。

我记得那天台下人很多，我从中国的传统医学讲起，讲中西医在呼吸医学诊断方法上的相通之处，讲中医是通过观察患者的舌象诊病的，比如当肺源性心脏病患者处于急性发作期，在没有对患者做动脉血气分析的情况下，可以借用中医的这一诊疗方法，观察患者舌头的颜色，以此判断患者缺氧和酸碱平衡的情况。此外，我还讲解了我国独有的瑰宝——针刺麻醉，在中国长期被运用于临床治疗。在这次演讲中，我在呼吸疾病研究所所做的研究全部派上了用场。讲座结束，全场掌声雷动，我在导师和爱丁堡皇家医院学生面前的第一次亮相还算顺利收官，我没有给祖国丢脸。

我之所以讲中医舌象，是因为曾有关于一个病例的讨论：一个患肺源性心脏病的英国患者吃了几天利尿药以后，浮肿的情况消退了，但是表现得十分亢奋。我当时看了一下患者的舌苔，是绛红色的，就是说属于中医常说的"阴虚火旺"。在呼吸疾病研究所工作时，我遇到过很多这样的患者，这样的患者可能因为使用了过多的碱性利尿剂，出现酸碱平衡失调，舌苔才呈绛红色。于是我对负责这个患者的英国教授说："这个患者一定是有低钾血症，要补钾。因为患者用利尿剂太多以后，钾流失严重，所以出现代谢性碱中毒。"

当时英国同事觉得很奇怪：中国医生怎么会这么认为呢？但那位英国教授还是说给患者测一测动脉血气和血钾。结果一测，血气显示有碱中毒，血钾果然很低。患者补了钾以后，过了两天，情况就改善了。

当时我对这个患者的诊断，让这位英国教授对中国的医术产生了兴趣。他没想到，一个舌象会帮上这么大的忙。在后来对患者的治疗中，我还采用了让英国医生更感神奇的中医现代疗法：针刺麻醉。针刺麻醉是继承和发展中医医学所取得的一项新成就，它用于胸腔手术镇痛有困难，但是用于甲状腺手术的麻醉是可行的。"观舌色"诊疗方法和针刺麻醉技术在临床取得了实证，获得了教授和同行们的认可。

回想起来，我认为我当时的自信，不仅源于对自己祖国的热爱和血浓于水的感情，更源自对祖国深厚文化底蕴的理解和骄傲，所以才给予了我强大的底气，以实际行动赋予了"中国学者"应有的尊严和地位，赢得了对方发自内心的尊重。

访谈人：关于您对中医的看法，之前有不少误解，甚至说您是"中医黑"。但其实无论从专业领域的研究，还是个人感情方面，您都是"力挺"中医的。对于这些曲解，您如何看待？

钟南山：中国有句老话是"爱之深，责之切"，我想可以解释我的心情。中医是我国及世界医学的瑰宝，它是一个包罗万象的治疗理论与实践体系，其源头可追溯至2000多年前的古典医籍。目前，中医不仅在华人中得到了广泛应用，而且在许多国家的非华人中也日益受到青睐。我是非常支持中医发展的，我们的中医学必须要走上循证医学之路。

但现在社会上，有一些所谓的灵丹妙药，都用中医来当幌子，骗了不少人，这对中医的形象造成了很大的损害。

中医药能一直流行至今并受到广大老百姓的喜爱，肯定是有其疗效的，我们不能武断地否定延续几千年的中医药发展史，我们的中医学必须走上从经验医学转化为循证医学的道路，才能进一步发扬光大，走出国门，走向世界。

访谈人：中医药学是中国古代科学的瑰宝，也是打开中华文明宝库的钥匙。张仲景、孙思邈、李时珍、吴又可等是古代中医药名家，现代中医药界也涌现出许多中医大家，中医药在创新研究方面也产生了很多优秀成果，您如何看待？

钟南山：广州中医药大学的国医大师邓铁涛就是我的老朋友，他活到104岁，在世时每天都打八段锦。

再比如，诺贝尔奖获得者屠呦呦先生与我是同年代的人，我当年上大学时她刚毕业，年龄相差四五岁。1971年，屠呦呦先生负责的一个协作组再次发现青蒿具有抗疟疾活性，之后发现一种名为"青蒿素"的结晶提纯物具有很强的抗疟原虫作用（尤其是恶性疟原虫），研发了一种新的化合物双氢青蒿素，其效力10倍于青蒿素。此后，这种化合物经过不断改良，被广泛应用于世界各地。

2001年4月4～5日，瑞士日内瓦召开的世界卫生组织抗疟疾联合治疗技术交流会的会议报告充分肯定了青蒿素联合疗法的优点。我国医疗队在科摩罗的莫埃利岛开展一年期的"快速清源灭疟"项目也证实了青蒿素的价值。

中国有关青蒿治疗疟疾的描述最早见于东晋医家葛洪（284—364）所著《肘后备急

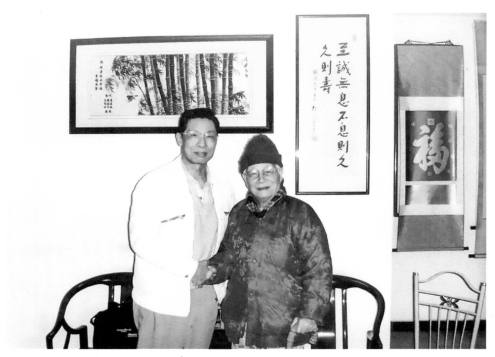

❖ 2008 年 2 月 29 日钟南山院士拜访看望邓铁涛教授
（广州中医药大学图书馆荣誉馆员　陈安琳　摄影）

方》一书（约成书于公元 340 年）。青蒿的粗提取物入药在中国已有 2000 余年历史。屠呦呦先生通过相信中草药取得了成就，中药青蒿素抗恶性疟疾是无可替代的，中医药对世界有不可磨灭的贡献，屠呦呦先生对世界医学的贡献令我肃然起敬。

　　此外，这些年还提出了构建中医药理论、人用经验和临床试验相结合的中药注册审评证据体系。临床试验出来的东西，特别是用西医学方法证明的是有效的东西，不论出自什么样的理论，都会被普遍接受。可以说，中药里面有着很多很好的东西。

用循证医学方法推进中西医结合

访谈人: 您提到中医不应该停留在经验医学的阶段,而应该向循证医学发展,不断促进自身的现代化。那么在带领团队进行呼吸系统疾病的中西医结合研究和治疗过程中,尝试过用循证医学的方法来推进吗?

钟南山: 我从事了60多年的临床工作,对于中医也在不断学习。尤其是经过"非典"防治以后,我从对中医防治流感的临床体会出发,认识到需要发挥国家战略优势,以独特的医疗思路、模式、方法和要领,把我国的中医药推广到全世界。我们有很好的传统和精神,中医药也要在新的体制下推动创新。

G.L.James 等 2008 年发表在《英国医学杂志》的一篇文章提到,中医药对中华民族繁衍昌盛起到了关键作用,在控制疫情大

"云"参观

规模暴发方面起到重要作用。2002 年 12 月抗击"非典"、2005 年抗击 H5N1、2009 年抗击 H1N1、2013 年抗击 H7N9,2015 年抗击 H5N6、MERS,在对抗"非典"等疾病的这些年里,我一直重点关注中医和西医防治流感的问题,因为这些年我在流感防治工作中接触到中医治疗,逐渐体会到很多中医的理念和原理是西医不够或缺乏的。

什么是科学?有疗效就是科学。什么是有疗效?必须注重医学的转化和研究,研究

结果必须转化到临床，观察是否有疗效。循证医学在转化医学中起着重要作用，转化医学最早的模式是先做药物（或化合物）的作用机制，再从动物实验到临床，后来强调双向转化，临床也可转到基础。

中医的临床医学实践和研究模式走的不完全是这个方向，中医有大量经验医学的累积，因此应在现代医学方法指导下走向循证医学，通过转化医学成为具有循证医学依据的药物及方法。

近些年来，国际上关于中医药的循证医学研究明显增加。比如 Tomohiro Kubo 等 2007 年发表在 *Phytomedicine* 的《日本草药 Mao-to 对儿童甲型流感的退热作用》一文，提到 Mao-to 的主要成分是：麻黄 5.0g，杏仁 5.0g，桂枝 4.0g，甘草 1.5g，用的就是我们的麻黄汤。中药随机对照双盲研究纳入 60 名患儿，并与口服奥司他韦及安慰剂相比较。比较 3 组治疗后退热的时间，奥司他韦加 Mao-to 组和 Mao-to 组比单纯奥司他书组退热时间短（$p < 0.05$），结论是口服 Mao-to 汤可有效控制儿童因甲型流感引起的发烧。但令人比较无奈的是，日本把中国麻黄汤说成是日本草药，还成功发表在国际刊物上。

那么如何在中药成分中发现有效化学药物？以奥司他韦为例，奥司他韦 1998 年获得美国专利，2002 年获得原国家食品药品监督管理总局（CFDA）上市许可。奥司他韦合成过程涉及叠氮化物，产量较低，1996 年以金鸡纳树皮提取的奎宁酸为原料合成药物成功。由于原料稀缺，现在奥司他韦的合成则以中药莽草酸为原料（存在于八角茴香等植物中），合成过程较原来简单，产量较高，不涉及叠氮化物。奥司他韦的发现及其合成路线本来经历了经典的结构化学及药物化学分析，但以莽草酸为原料能明显提高奥司他韦的合成产量。因此，从中药植物资源库中寻找具有成药前景的化合物，适当进行一些改造，运用化学方法进行解读，是一种很好的思考途径。

DOI：10.13242/j.cnki.bingduxuebao.002167

第 27 卷 第 3 期　　　　　　病　毒　学　报　　　　　　Vol. 27　No. 3

2011 年 5 月　　　　　CHINESE JOURNAL OF VIROLOGY　　　　　May　2011

板蓝根水提物 S-03 体外抑制甲、
乙型流感病毒感染的实验研究

杨子峰[1,2]，王玉涛[1]，秦笙[1]，招穗珊[1]，赵韵诗[1]，林青[3]，关文达[1]，黄群娣[1]，
莫自耀[1]，李楚源[3]，钟南山[1]

(1. 呼吸疾病国家重点实验室　广州医学院　广州医学院第一附属医院，广州　510120；

2. 澳门科技大学　中医药学院，澳门特别行政区　999078；

3. 广州白云山和记黄埔中药有限公司，广州　510515)

摘要：以水提法分离制备板蓝根水提物 S-03 分析其基本化学成分，并在狗肾细胞(MDCK)上分别接种人甲 1、3 型和乙型流感病毒标准株、临床分离株以及禽流感病毒，采用空斑减少和免疫荧光及血凝抑制实验方法，在预防、治疗和直接作用三种试验模式下探讨 S-03 体外对流感病毒的抑制作用。研究结果表明 S-03 的主要化学成分为糖类，多糖所占总重的比例最高。S-03 体外抗病毒药效显示：① 预防模式，对各型流感病毒均无抑制作用；② 治疗和直接作用模式，对不同 亚型流感病毒均有一定程度的抑制作用，且直接作用(SI=2.5～16)效果优于治疗模式

❖ 钟南山院士团队关于板蓝根的研究论文

　　对于中医药循证医学证据，我们主要关注 3 个方面，第一是有效，第二是安全，第三是能否重复？例如，板蓝根在国内每年有数十亿元的巨额销售量，但却找不到一篇证实板蓝根真正有效的循证医学研究结果。广州医科大学第一附属医院呼吸疾病国家重点实验室曾进行过一项非常严格的板蓝根随机、双盲、双模拟对照试验。实验室的研究显示，板蓝根（IR）具有抗流感作用（抗病毒、靶向宿主及抗炎）。板蓝根脂多糖与流感病毒血凝素结合从而抑制病毒的复制，病毒感染不同时间点（小时）给药，多糖物与 PR8–HA 有结合能力。板蓝根中以宿主为靶点的成分，其甲醇提取物可抑制被病毒激活的宿主信号通路表达和宿主的抗炎反应。木脂素可通过抑制宿主 NF–kB 信号通路依赖的病毒 RNP 核输出，从而抑制病毒复制。

　　因此，我认为必须采取整合中药化学和病毒学技术策略，板蓝根对流感的多靶点治疗，化学药物主攻"病毒"，板蓝根等中药攻守兼备"病毒—宿主"。通过建立"化学成分"高效分离制备，精确的分析鉴定，"活性评价"经典的细胞筛选，高通量的靶点筛选、多靶点研究技术，可靠的动物药效验证，在中药化学（创新、分析）到病毒

学（基础、临床）之间搭建桥梁，加速研发抗新突发流感病毒的候选中药新药。

中医药当中很多循证医学证实的内容还应走向基础研究，对中医药的有效化学成分进行分析研究，找到治疗的机理机制。广州呼吸疾病研究所曾开展过连花清瘟胶囊对抗甲型 H3N2 流感病毒的研究。研究结果证实，连花清瘟胶囊能降低 H3N2 病毒感染小鼠肺指数，与模型组比较 $p<0.01$。连花清瘟胶囊低、中剂量对流感病毒感染后的小鼠治疗作用明显，可显著降低肺指数，减轻肺组织炎性病变，显著降低小鼠肺组织中 TNF-α、IL-8 和 IL-6 含量，改善感染小鼠的临床症状，减少死亡数，延长其平均存活时间。

连花清瘟胶囊体外抗甲型流感病毒的实验研究

莫红缨[1]，柯昌文[2]，郑劲平[1]，钟南山[1]（1. 广州医学院第一附属医院广州呼吸病研究所，广州 510120；2. 广东省疾病预防控制中心，广州 510001）

摘要：目的　研究连花清瘟胶囊体外抗甲型流感病毒的作用。方法　以利巴韦林作阳性对照药物，采用存留细胞结晶紫染色法测定连花清瘟胶囊不同给药方式对甲型人流感病毒 H3N2 的体外抑制作用及其时效关系。结果　连花清瘟胶囊具有多环节抗甲型人流感病毒的作用：综合抑制作用、对病毒吸附的预防作用、抑制病毒吸附后的复制增殖作用以及直接杀伤病毒的作用，这 4 种作用的半数有效浓度（EC$_{50}$）分别为 0.042、0.031、0.051、0.050 g/mL，以预防给药方式抗流感病毒的作用最强。随药物作用时间的延长，连花清瘟胶囊的低浓度抗病毒有效率呈减小趋势，在高浓度时（$\geqslant 0.031$ g/mL）其抗病毒能力基本不变。同时连花清瘟胶囊可明显降低病毒的感染性。结论　连花清瘟胶囊具有明显的体外抗甲型人流感病毒作用。
关键词：连花清瘟胶囊；人流感病毒；抗病毒作用
中图分类号：R285.5　　文献标识码：A　　文章编号：1003 - 9783(2007)01 - 0005 - 05

Anti – viral Effects of _Lianhua Qingwen_ Capsule Against Influenza A Virus in Vitro

MO Hongying[1], KE Changwen[2], ZHENG Jingping[1], ZHONG Nanshan[1](1. Guangzhou Institute of Respiratory Disease, the

❖ 钟南山院士团队关于连花清瘟胶囊抗甲流病毒的研究论文

访谈人：您多年以来一直致力于向全社会呼吁关注慢阻肺的防治，也开展了关于中药治疗慢阻肺的研究，并积极探索慢阻肺中西医结合治疗的路径。具体是如何开展的？

钟南山：慢性阻塞性肺疾病（简称"慢阻肺"，COPD）是一种严重危害人类健康的常见病。据 2018 年"中国成人肺部健康研究"调查结果显示，我国 20 岁以上人群慢阻肺患病率为 8.6%，40 岁以上人群患病率为 13.7%，慢阻肺患者接近 1 个亿。慢阻肺在中医学被认为属于"喘病""肺胀"等范畴，目前关于慢阻肺中药治疗的研究并不少见，但仍需开展大规模随机对照研究，为其临床应用提供高级别的循证医学证据。

2014 年，由我主持启动了玉屏风颗粒治疗稳定期慢阻肺的有效性与安全性随机、双盲、安慰剂平行对照、多中心临床研究。研究结果显示，常规治疗联合使用价格相对低廉的玉屏风颗粒 52 周，能显著减少中重度慢阻肺患者急性加重的风险 32.3%，与慢阻肺稳定期广泛使用的支气管舒张剂的预防作用相当；能预防患者第二次出现急性加重的风险；明显延长首次出现加重时间和急性加重期慢阻肺疾病（AECOPD）的间隔时间；同时能改善症状评分，提高患者的生活质量。

International Journal of COPD

Dovepress
open access to scientific and medical research

Open Access Full Text Article

CLINICAL TRIAL REPORT

Effects of YuPingFeng granules on acute exacerbations of COPD: a randomized, placebo-controlled study

This article was published in the following Dove Press journal:
International Journal of COPD

Jinfang Ma,[1] Jinping Zheng,[1] Nanshan Zhong,[1] Chunxue Bai,[2] Haoyan Wang,[3] Juan Du,[4] Fenglei Li,[5] Yanwei Chen,[6] Zhe Shi,[7] Xin Li,[8] Pingyan Chen[9]

[1]State Key Laboratory of Respiratory Disease, National Clinical Research Center for Respiratory Disease, Guangzhou

Purpose: Recurrence of acute exacerbations has a major impact on patients with COPD. Therefore, effective prevention and treatment of exacerbation is crucial in the management of COPD, especially for patients with moderate to severe disease. This study evaluated the effectiveness of YuPingFeng granule administration in preventing exacerbation and improving symptom score, as well as its long-term (1 year) safety profile, in patients with COPD.
Patients and methods: This was a randomized, double-blind, parallel, placebo-controlled study of 240 patients from eight centers in China. Participants were eligible if they had mild

❖ 钟南山院士团队关于玉屏风颗粒治疗慢阻肺的研究论文

古代经典名方是中医药传承发展的宝贵财富，这次研究是在总结前人研究成果的基础上，运用现代研究新范式，探索经典古方玉屏风颗粒防治慢阻肺的临床疗效和作用机理，特别是从呼吸道菌群与免疫相结合的角度探索机制研究，同时以西医诊疗和中医辨证治疗相结合，探索中西医结合治疗的路径。同时，这能大大降低慢阻肺患者的医疗费用。

1972年我接触的一个病例让人印象深刻，这位严重慢阻肺合并淋巴瘤的患者当年40多岁，可多年来一直维持着不错的状态。仔细询问，才知道他一直坚持进行太极拳运动。自此，我就记下来了，传统的太极拳对慢阻肺治疗可能有着积极效果。于是这些年一直想通过科学、系统的比较方式，来印证太极拳在慢阻肺防治方面的效果。

后来，团队对膈肌肌电及呼吸中枢兴奋性的研究发现，太极拳比起国际惯用的步行康复方法具有更大优势：一是能够调整呼吸，二是能够增加呼吸肌肌力，从而证实了太极拳是慢阻肺患者功能康复的重要手段。并且，这一柔缓的、循序渐进的运动方式可作为一种成本更低、更易实行的康复锻炼形式，甚至可能获得更好的远期收益。

中医药在防治以慢阻肺为代表的呼吸疾病方面具有优势，中西医结合治疗慢阻肺的临床研究是中医药从经验医学向循证医学转化的比较成功的一次实践。相关研究成果分别发表在 *International Journal of COPD*、*CHEST* 等国际医学专业期刊上，为我国慢阻肺防治方案的制订提供了新的科学依据。

中药早期介入抗击疫情

访谈人：您亲历抗击"非典"时期并发挥了至关重要的作用，可否介绍下当时在抗击"非典"时，中医药发挥了怎样的作用？

钟南山：采用中药早期介入，是治疗"非典"成败的关键。在我作为作者之一的学术论文《71例SARS患者中医药介入治疗的临床研究》中，我阐述了结论之一：中西医结合治疗组患者临床症状严重程度改善显著，且病状改善时间较早，重症患者病死率低。

2003年3月9日，《广东省医院收治非典型肺炎病人工作指引》下发给各地市与省直、部属医疗单位。对于"发病后如何缩短病程、如何减少死亡率"的探索，当时我这样总

· 204 ·　　　　　　　　　　中国中西医结合急救杂志 2003 年 7 月第 10 卷第 4 期

· 临床研究论著 ·

71例SARS患者中医药介入治疗的临床研究

潘俊辉[1]，杨　辉[1]，喻清和[1]，王　峰[1]，邱志楠，钟淑卿[2]，曾庆恩[3]，钟南山[2]

(广州医学院第一附属医院①中医科，②广州呼吸疾病研究所，③放射科，广东　广州　510120)

摘要：目的：研究严重急性呼吸综合征(SARS)中医药介入治疗效果。**方法：**回顾分析 2002 年 12 月 22 日～2003 年 5 月 30 日入院的 71 例 SARS 患者中医药介入治疗结果，其中中医药介入全程治疗 36 例，后期康复治疗 35 例。根据病变及病程，将 SARS 分为 3 期中药辨证方、中药针剂、中成药配合西医治疗。①发热期治法为清肺解毒，凉血行气，透邪外达；方用抗炎 I 号方、鱼腥草注射液、穿琥宁注射液、天龙茶袋泡剂(我院制剂)。②喘憋期治法为清热平喘，透营败毒，宣通疫浊；方用抗炎 II 号方、参附注射液、参麦注射液、莪术油注射液。③恢复期治法为清化余毒，益气养阴，调补肺脾；方用抗炎 III 号方、参麦注射液、黄芪注射液、天龙喘咳灵胶囊(我院制剂)。**结果：**71 例 SARS 患者住院天数 9～78 d，平均(27.1±14.4) d；临床治愈 70 例，治愈率为 98.6%；死亡 1 例，病死率 1.4%。所有患者发病初期均发热，入院前发热天数(6.3±5.5) d，体温 37.3～40.5℃，其中 39℃以上者 78.5%，入院退热天数 1～15 d，平均(5.7±3.4) d。**结论：**中西医结合治疗组患者临床症状严重程度改善显著，且时间较早，重症患者病死率低。应强化对患者个体化辨证治疗，早用清气清营之品，解热为先。

关键词：严重急性呼吸综合征；肺炎；中西医结合治疗；回顾性研究

❖ 钟南山院士参与的中医药治疗"非典"疗效的研究论文

结：第一，在急性发作期，特别是有高烧，有肌肉疼痛的时候，采取中西医结合，特别是中医的一些清热解毒方法，可减轻症状；第二，当患者病情发展到一定程度的时候，及时使用类固醇或者皮质激素，预防肺发展为纤维化，以及更严重的呼吸衰竭；第三，在发现患者有比较明显缺氧的时候，应该采用人工通气的办法，但是首先不采用插管或者是气管切开来通气，我们采用无创的鼻罩或者面罩来通气，这个方法也证实了很有效，很多患者都过关了；第四，因为这种患者发病以后，他们的抵抗力非常低，很容易产生二重感染，所以要及早地预防这些感染，这是一个减少死亡率的重要因素。

2003 年 4 月 20 日，在北京召开的第三届中国医师论坛上，我就广东防治"非典"的现状作了专题报告，当时也在会上提出了重症病例的诊断标准，其中有 4 条治疗建议，第一条就是在起病初期患者出现类似流感症状时，用中西医结合方法以清热解毒，治疗有效。

2003 年 5 月，广东已组成"广东省防治非典型肺炎科技攻关项目" 5 大专家组。这 5 大组分别是：第 1 大组是以我为总组长，做"病原分离鉴定和生物学特性研究"；第 2 大组为"病原流行病学"；第 3 大组为"快速诊断"；第 4 大组为"中西医结合救治研究"；第 5 大组为"疫苗研制"。所以，在抗击"非典"期间，中医药发挥了十分重要的作用。

访谈人：本次新冠病毒疫情，团队有无采用中西医结合的方法进行预防和治疗的前瞻性研究呢？

钟南山：在抗击新冠疫情中，我们中西医并用是这次疫情防控中的一大特点，也是中医传承精华、守正创新的一个生动实践。这是我在 2021 年第七届中医科学大会上视频致辞时就表达过的。

2020 年 1 月 21 日，我国科技部会同相关部门，共同开展新冠疫情应急科研攻关，成立新型冠状病毒联防联控工作机制科研攻关专家组，我被任命为组长，从国家层面迅速启动应急科技攻关项目，着重在病毒溯源、传播途径、动物模型建立、感染与致病机理、快速免疫学检测方法、基因组变异与进化、重症患者优化治疗方案、应急保护抗体研发、快速疫苗研发、中医药防治等10个方面进行攻关。同时，我率领团队投入了医药科研攻关，从一开始就让中医直接介入，别到最后不行了才看。所以，我们以中医药做基础试验和临床试验，在医疗过程中观察新的治疗办法。

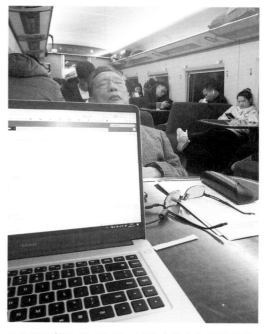

❖ 2020年1月18日，钟南山院士在赶往武汉的高铁餐车上（苏越明/摄）

　　2020年2月18日广东省新闻办的新闻发布会上我提出，应重视中医中药在防控新冠疫情中的作用。因为研究中发现，在实验室发现西药在细胞水平对新冠病毒有效，但西药从研发到真正进入人体有个过程，所以团队对中药展开了研究，针对一批已经在临床广为应用的药物，验证其三方面的作用：一是能否灭病毒；二是能否减少病毒进入细胞；三是能否减少发生炎症风暴。一旦找到了证据，将能够给中药的使用特别是肺炎中早期的应用提供一些依据。那时刚成立半年多的"南山-以岭肺络联合研究中心"投入战"疫"，这个中西医结合防治呼吸疾病的平台，开展了连花清瘟颗粒治疗新冠感染的临床试验研究，研究结果证实连花清瘟颗粒是提高新冠感染临床治愈率的有效药物，为抗击新冠疫情提供了有力的武器。

Contents lists available at ScienceDirect

Phytomedicine

journal homepage: www.elsevier.com/locate/phymed

Original article

Efficacy and safety of Lianhuaqingwen capsules, a repurposed Chinese herb, in patients with coronavirus disease 2019: A multicenter, prospective, randomized controlled trial

Ke Hu[c,1], Wei-jie Guan[b,1], Ying Bi[d,1], Wei Zhang[e,1], Lanjuan Li[f], Boli Zhang[g], Qingquan Liu[h], Yuanlin Song[i], Xingwang Li[j], Zhongping Duan[k], Qingshan Zheng[l], Zifeng Yang[b], Jingyi Liang[b], Mingfeng Han[m], Lianguo Ruan[n], Chaomin Wu[i], Yunting Zhang[c], Zhen-hua Jia[a,*], Nan-shan Zhong[b,*]

a Hebei Yiling Hospital, National Key Laboratory of Collateral Disease Research and Innovative Chinese Medicine, Shijiazhuang, Hebei province 050035 PR China
b State Key Laboratory of Respiratory Disease, National Clinical Research Center for Respiratory Disease, Guangzhou Institute of Respiratory Health, the First Affiliated Hospital of Guangzhou Medical University, Guangzhou, Guangdong province, 510120 PR China
c Department of Respiratory and Critical Care Medicine, Renmin Hospital of Wuhan University, Zhangshidong Road No. 99, Wuhan 430060, Hubei province, China
d Department of Gynaecology and Obstetrics, Wuhan Red Cross Hospital, 392 Hongkong Road, Wuhan 430015, Hubei province, China
e Department of Respiratory and Critical Care Medicine, The First Affiliated Hospital of Nanchang University, Nanchang 330006, Jiangxi Province, China
f The First Affiliated Hospital of College of Medicine, Zhejiang province, China
g The First Teaching Hospital of Tianjin University of traditional Chinese medicine
h Beijing Hospital of traditional Chinese medicine, Beijing, China
i Zhongshan Hospital Affiliated Fudan University, Shanghai, China
j Beijing Ditan Hospital Capital Medical University, Beijing, China
k Youan Hospital Capital Medical University, Beijing, China
l Shanghai University of traditional Chinese medicine, Shanghai, China
m Fuyang Second People's Hospital, Fuyang, China
n Wuhan Jinyintan Hospital, Wuhan, Hubei province, China

ARTICLE INFO

Keywords:
Coronavirus disease 2019
Lianhuaqingwen Capsule
Symptom recovery
conversion rate

ABSTRACT

Background: Coronavirus disease 2019 (Covid-19) has resulted in a global outbreak. Few existing targeted medications are available. Lianhuaqingwen (LH) capsule, a repurposed marketed Chinese herb product, has been proven effective for influenza.
Purpose: To determine the safety and efficacy of LH capsule in patients with Covid-19.
Methods: We did a prospective multicenter open-label randomized controlled trial on LH capsule in confirmed

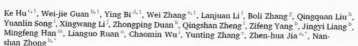

❖ 钟南山院士参与的连花清瘟胶囊治疗新冠感染的临床试验研究论文

　　国家卫生健康委办公厅、国家中医药管理局办公室于 2020 年 1 月 27 日发布的《新型冠状病毒肺炎诊疗方案》中也对中医预防治疗给出了明确建议。

　　2020 年 2 月 5 日，武汉的方舱医院开始接收新冠感染轻症患者，这使得轻症和重症患者得以有效分开。当时，对方舱医院内的轻症患者以中医治疗为主，对重症患者则针对性地集中进行综合治疗。自此，中医开始大规模奔赴武汉，进入方舱医院，对轻症患者进行治疗，有效避免了轻症患者向重症的发展。

　　2020 年 3 月，团队验证了 3 款中、西药对治疗病毒感染有效，可以很自豪地说，治疗新冠病毒感染的有效药是"中国第一个搞出来"的。

　　2020 年 8 月 16 日，在中俄合作新冠疫情防控学术交流会议上，我分享道：中俄两国疫情情况，很多东西可以相互借鉴学习。俄

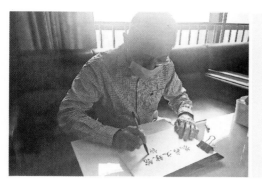

❖ 2020 年 10 月钟南山院士为坐落于广州中医药大学图书馆的全国首家抗疫文献馆题写馆名
（广州中医药大学图书馆　供图）

罗斯新冠疫情病死率非常低，而中国防疫特别是在中医"战疫"方面有独到的经验。

访谈人：近些年来，团队在临床、科研方面，中西医相互配合的人才队伍是如何搭建的？研究重点是什么？

钟南山：我们在研究中发现，中药单方也好，复方也好，作用不是单纯抗病毒。中药跟西药的抗病毒概念不一样，中药有一个全身性调节作用，这是中药的特色和长处。所以，我们广州呼吸疾病研究所作为国家重点实验室和临床中心，成立了一个研究小组专门研究中医药。

研究的重点方向是呼吸疾病，比较关注的一个是慢性咳嗽，另一个是肺动脉高压。对慢性咳嗽，特别是一些不明原因的慢性咳嗽，西医办法不多，但是我们找到了一些中药，已经有很好的苗头。对肺动脉高压，西医也是认为没什么办法，我们也找到了一些中药，可能有效，正在做临床试验。为什么我们团队专门组建一个小组搞中医药研究？因为见到了中医药的好处。

践行中医"治未病"与"整体观"

访谈人：您在大家心目中总是那么强健有力、精神抖擞，您有什么养生秘诀吗？

钟南山：很多人都说我看起来比实际年龄小了很多。我个人曾总结了 3 条养生之道。首先，保持平和的心态是最重要的。现代人生活节奏快，工作压力大，更应该注意及时释放压力、调整心态。其次，要饮食适当。我对食物的选择是不大挑剔的，但是有一点必须遵守，就是每顿不要吃得太饱，只要保持七八分饱就可以了。最后，适度运动很重要。我坚持每周至少锻炼 3 次，如果实在挤不出时间，也会在家里用走步机、杠铃、拉力器来锻炼。运动可以增强体质，对工作压力大的年轻人来说尤其重要。运动的目的是让身体保持一定的强度，有充分精力继续干工作。这些其实和中医的养生理念是相通的。

访谈人：中医防病、治病理念方面，有哪些是您认同和践行的？

钟南山：中医有很多好的治疗方法，而且简单、方便、廉价，符合中国基层就医需求。中医的很多哲学思想，都适合现代的医学，比如整体观（从改善全身状况入手治疗疾病）、"治未病"观点（预防为主）、临床治疗观点（辨证施治）等。

我很欣赏中医所说的"上工治未病"。目前造成我国老百姓死亡的主要病种比如肿瘤、心脑血管病、慢阻肺、糖尿病等，这些疾病都有 10～20 年潜伏期，以中医"治未病"的理念，若能通过改变生活方式及早预防，可降低死亡率。西医学临床防治战略重点的转化——5P 医学模式（预测性、预防性、早干预、个体性和参与性），与中医"上工治未病""辨证论治"有异曲同工之妙。

我认为中医整体治疗理念是科学的。中医讲各个脏器之间是互相联系的，并强调应将人当成一个整体来治疗。过去没有那么多的解剖，而是根据患者全身的反应，进行辨证诊断，将人体看作一个整体来分析，从而调节阴阳，扶正固本，抵抗那些外来的疾病。这是我看重的一个理念。

明代《温疫论》主张"逐邪为第一要义""下不厌早、下不厌频、祛邪务尽"。中医的总体理念是治疗不仅要针对疾病，还要针对整个人体，而西医则是近些年才明确提出关注人的整体。例如，我们观察到从"非典"到 H7N9，每一种严重传染病都是细胞因子出现了异常升高，死亡病例尤其显著。2013 年关于脓毒症与免疫应答的一篇文献指出，在注意病毒的同时，还要注意人的自身机体。促炎性因子、自身免疫和适应性免疫至关重要，维持内环境稳定可避免早期死于过度的炎症反应及后期死于长期免疫抑制与复发感染。《新英格兰医学杂志》2013 年发表了 J.Kenneth Baillie 的文章《流感——是关注宿主的时候了》。这篇文章启发我们关注病毒或细菌感染后机体固有免疫功能（及获得性免疫功能）损伤的发展规律及处理。2015 年发表在 Science 上的一篇文章亦指出，应关注中医在流感中的整体干预治疗。此外，中医针对病毒和宿主的联合用药疗法也逐渐为西方科学界所认识：针对不同病毒靶点或宿主靶点，改善预后，抑制潜在病毒活性，减少呼吸系统并发症，防止出现耐药性，减轻单用药风险，减轻剂量依赖药物毒性，减轻不良反应。

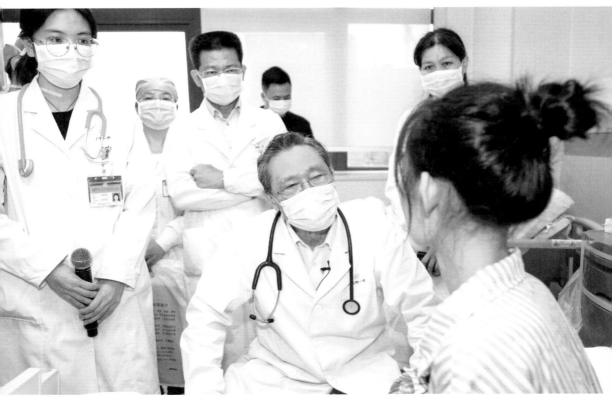

❖ 钟南山院士在问诊

除此之外，我也会在问诊方法上融入中医的学问。例如，在为患者看病时，除了习惯用听诊器听诊，观察患者的手指或舌象，我还比较重视"触诊"——用手触摸患者的肩、下颌、胳膊、脖子，捏患者手臂上的肌肉、腿和脚。比如，捏患者的肩和胳膊，是由于很多患者得病时间已经很长，检查其皮下脂肪和肌肉的弹性。判断其是否营养不良，还是近一阶段才消瘦，一摸就知道了。原来就瘦而现在不瘦或者原来不瘦现在瘦，也能摸出来，因为皮下脂肪松弛，或者皮肤松弛，感觉完全不一样。这些其实与病情的发展有关。比如在检查患者的前胸时，要观察有没有蜘蛛痣——血管扩张以后，周围有一些毛细血管，医生把它们按一下就白了，一放开手，一条一条的血管就又显出来了，中间一根扩张的血管就像蜘蛛的身体，周围有一些毛细血管，就像蜘蛛的脚。如果皮肤上面有很多蜘蛛痣的话，这个患者可能有肝脏的问题。这些其实都是很普通、很简单的，但这些蛛丝马迹恰恰对辅助诊断起作用。

这些诊断方法其实是由中医的"望、闻、问、切"得来的启发，融汇了中医的学问。而且，我认为这些能让患者感知到的检查方式，不仅能为最终的诊断提供参考，更能给患者心理上的安慰，让他们觉得自己真正得到了关心。

此外，不管是中医、西医，我认为"医者仁心"的从医理念是相通的。范仲淹有言"不为良相便为良医"，古有"神农尝百草"，张仲景被称为"医中之圣""方中之祖"等，他们都是心系苍生的大医圣德。如今作为一名医生，无论中医、西医，都可以从实际行动和细节着手，心系患者。例如，我有个习惯已经坚持了几十年，就是不论冬夏，我都会把听诊器焐热了再放到患者身上听诊；让患者张嘴"啊"的时候，我也会下意识地先做一个示范动作；一些外地患者过来看门诊，我也会多问两句，比如："有没有亲戚在这边？有没有地方住？"虽然有时候并不能真正帮上忙，但能够让患者体会到医生是真正关心他们的，也拉近了医患之间的距离，更有利于诊疗。

访谈人：不管是您自己养生还是行医，都深受中医思维的影响。在您丰富的行医生涯中，您有没有印象深刻的事情？

钟南山：我前面提到我十分认同中医的整体观。行医时间越久，就越理解人，越深入奇迹般的人体，越是惊叹生命的伟大，越是懂得活着的珍贵。人的身体就是一个神奇的世界，深藏着无穷无尽的奥秘。

对疾病的探寻，既可以用西医的微观——细胞、微生物，也可以用中医的宏观——整体观念与辨证论治，中西医不同的认识论与方法论，都在人体上得到了验证。对疾病的诊治需要中西医并重，既有病理分析，也要运用中医培养出的悟性来诊断。比如，我在诊断支气管扩张咯血时，会突然想到子宫淤血或恶露流注，或者子宫内膜异位，也许是子宫内的种种原因导致了支气管扩张咯血。如果是这样，患者单用消炎药是不够的。这样的想法靠的不是西医的诊断，而是中医的悟性，是对人与自然一体奥秘的发现。

还记得广州市邮局有一位叫阿琼的女工，气喘了1年多时间，经常咳嗽，吃药也没有用，而且病情越来越严重。她来找我看病，我给她做哮喘检查，结果呈阳性，按一般情况，既然诊断明确，接下来开药就是了。但当时我仍不放心，凭感觉，阿琼的病与哮喘病症状似乎略有不同，隐藏着另外的症状。但究竟是不是这样、是什么病症，当时我没有十足的把握，所以就建议阿琼留院观察一段时间。果然，在仔细观察她的病状后，我推测她的气管长有肿瘤。为了确诊，我给阿琼做了纤维支气管镜检查，果然得到了证实。而且这个肿瘤虽然隐藏得很好，但已经占据她气管的五分之四了，是非常危险的，但所幸我们及时进行了救治。

对中医发展和人才培养的思考

访谈人：这些年来您的团队越来越壮大，在您的带领下诞生了我国呼吸疾病研究领域的国家重点实验室，从最开始只有3人的慢性支气管炎研究小组到如今的国家队，这其中少不了对人才的"传、帮、带"。中医对人才的培养也同样非常讲究传承，您认为对人才的培养，中西医有什么共通之处？

钟南山：不管中医、西医，我认为一个合格的学者就是要尊重事实，根据事实往前走。我一直这样告诫年轻人：如果把学术研究比喻成"钓鱼"，医学发展的未知数就像面前的鱼塘，通过实践不断检验所思所想，先钓一些"小鱼"上来，慢慢地，大鱼也就上钩了。

做研究就是这样，要沉得住气。我反复对年轻人说要"克服浮躁"，尤其是年轻医生，要不满足于现状，要不断探索。同时，要多想想将自己的研究成果转化，对社会能有更大的贡献。

同时，科研既要顶天，也要立地。顶天就是抓住国际前沿、国家急需项目，立地就是要解决老百姓的实际问题。顶天的研究不能立地，不能缓解患者的痛苦，意义就会打折扣。我一直告诫团队，我们的目标不是培养英语流利却去国外实验室做高级打工仔的人，而是创新型的中国医学实用人才。

如今，我们团队致力于打造呼吸疾病国家重点实验室产学研体系，发展适合我国国情的药物及早期防治新战略。目前团队里已经成长起来很多优秀人才，他们有扎实的基础，较强

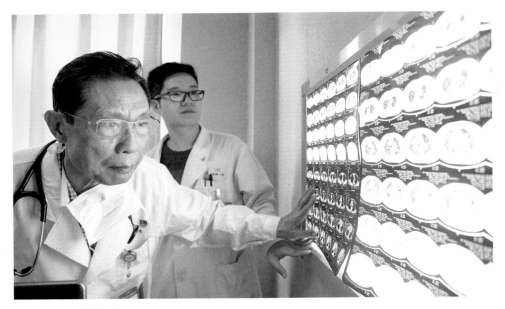

❖ 钟南山院士在带教

的科研和教学能力，以及良好的人文素质，其中很多已经成为研究所或医院的业务骨干，先后有多人的医学成果获得国家级、省市级科技进步奖，陆续为我国呼吸系统疾病防治事业和国家医学事业作出了力所能及的贡献。

另外，我个人也十分关心青少年的创新发展。"少年强则国强"，青少年发明创造很重要，是中国实现创新型国家的引擎，是青少年成长中最重要的一件事。2010 年，为了推动医学教育改革创新，我很荣幸地参与了挑选和面试，从广州医学院 2010 级 416 名临床医学专业新生中选拔 32 名成立"南山班"，并担任班主任。希望学生从一年级起就能亲身接触患者，成为创新型的中国医学实用人才。2012 年 4 月，广东实验中学设立"钟南山科学人才培养班"，这个班是以培养科学拔尖创新人才为目标的实验班，这同样是我的荣幸。

2021 年，由共青团中央及中国青年科技工作者协会设立的"钟南山青年科技创新奖"正式进行了第一届的评选。这个奖旨在鼓励广大青年医学科技工作者和生命科学工作者在新时代建设世界科技强国的征程中，勇于体现家国情怀和担当精神，不断开拓进取，促进医疗卫生事业和生命科学领域创新发展。有人曾问及此事，我说，我很珍惜我的名字和名誉，但是用在鼓励青年医学科学家的创新上，很值得，很有价值，我一定要带头支持。此后"钟南山青年科技创新奖"会一直举办下去，进一步扩大它的影响力。虽然平时比较忙，但我也会尽最大可能抽出时间参加大赛的评审和交流。非常高兴地看到，"钟南山青年科技创新奖"创办以来，为青年医学科学研究者和青年医生提供了一个交流展示的机会，并得到一批著名科学家的评审支持，无数青年人受到鼓舞，为中国成为创新型国家奉献力量。

因此，我认为，无论中医、西医，对于人才的培养是相通的。既要注重传承和创新，也要注重从小培养发明创造的能力和研究探索的精神。很高兴国家近些年来，推动和实施"科教兴国"战略、"中医药文化进校园"等有力措施，这些都将为医学人才的培养打下坚实基础。

访谈人： 钟院士，中西医结合一直是医学界备受关注的话题，您是如何看待中西医结合发展的？您认为应该如何更好地传承和创新，将我国中医药事业发扬光大？

钟南山： 说到中西医结合，我认为中医、西医两者的体系是不同的，中西医理论体系不可能结合而形成新的统一的理论体系。我个人提倡应该各自发展，共同进取，取长补短，打破原先"中医只做中医研究、西医只做西医研究"的局限和壁垒。中西医工作者可以相互合作，中西医学技术可以相互配合，以提高临床疗效为目的；在相互合作、相互配合的过程中，促进各自学术的发展，促进医学科学的繁荣和进步，从而推动中西医研究真正地合并、真正地融合、真正地互相学习和相互支持，汇集成中西医结合共同的语言，通过产生共同语言、秉持共同兴趣，从不同角度进行更全面深入地研究，这正是中西医发展所共同需要的。

中医能够延续数千年，现在还有很多老百姓去看并且能解决问题，证明中医有其精华。因此，中医是一个宝库，但不能让它永远只是一个宝库，应该"取其精华，去其糟粕"。

要使这份我国传统医疗事业流传下来的宝藏继续存在和壮大，就不能仅仅停留在经验治疗上，必须不断改进，不断促进自身的现代化。其实所有医学都需要现代化，但是中医现代化不等于中医西医化，不能盲目地追求中西医结合，而应该让中医、西医同时发展。

中医如何走出经验医学的瓶颈？这是我一直关注的问题。现在提倡转化医学，在国际上，转化医学的意思是将基础研究的理论及技术尽快地推向临床防治的实践。

中医治慢性病效果好，西医治急性病效果好，但中医应该突破经验医学的阶段，向循证医学发展，寻找中药的有效成分。用西医的方法研究中医，不见得就会破坏中医的传统文化。中医药完全可以与西医学融合发展，用现代科学技术助力中医药现代化发展，在中医理论体系指导下，加强循证医学研究；对一些确实有效的中药，进一步加强有效成分及药理机制的研究，在临床实践中进一步提高疗效。

2009 年 5 月，我在华盛顿召开的一次流感防治学术会议上，谈到转化医学的概念时，我阐明了自己的观点：除了促进基础研究向临床转化之外，中国还有另外一个方向，就是将有几千年悠久历史的中国传统经验医学，转化为循证医学。中药如果有效，证据在哪里？有些中药，我们吃了几千年，不用担心它们的不良反应。所以，我们用不着从动物实验做起，老祖宗已经有经验了，经验就可以变成循证医学。这意味着将中医对患者治疗有效的个案，经过现代循证医学的研究模式，转化为对患有该疾病的群体都有效的、具有共性的方案。

在当今的生物医学时代，有人一直在批评中医的循证水平不高。其实中医最受诟病的就是它的研究方法，中医的疗法和处方基本上属于经验性的，因此对不同个体的治疗和疗效就会有差异。对我国临床医生而言，中医从经验到循证的转化是转化医学的又一个重要内容。举个例子，不少人喜欢广东新会的陈皮茶，认为喝这种茶有助于将吸入体内的灰霾排出。它是否真的有用？我们最近在做动物实验，观察它们服食前后气道反应和分泌物的情况，从而进行对比。这样的临床观察既有趣，也能促进药物研发。

我想对中医发展提出 3 点具体建议：一是抵制江湖医生，江湖医生中很多人都说有祖传秘方，其实在歪曲中医药形象，之前我还被冒指"推荐某某药"。二是抵制假冒伪劣中药，特别是重金属等不良物质含量超标的问题。三是强烈呼吁中医药加快现代化步伐，用现代科学方法来研究。例如广东正在建设中医药强省，这就不能单纯发展纯种、质量高的药材，而要注重研究中医治疗的机理、疗效及适应证。

同时，"治未病"是当前中医药的发展方向，未来只要有很好的引导政策，中医药"治未病"是可以做到的。只要在这个过程中，用现代医学的方法来研究总结古老的中医药宝库，并在此基础上建构出一整套理论体系，不断推陈出新，当代中医药就能做得比前人更好，树立起中医药发展的强大信心，携手开创中医药创新发展的全新未来。

访谈人：感谢您今天和我们坦诚的分享。听了您的人生故事、成长经历，对我们每个人都是一次激励和灵魂教育。您对于中医药的看法、建议和意见，对中医药从业者和爱好者也都是一次勉励和鼓舞。再次感谢您的分享，祝您身体健康，工作顺利！

（于梦非　张立军　张正　苏越明）

守正创新，汇通中西；逐梦前行，始得玉成。

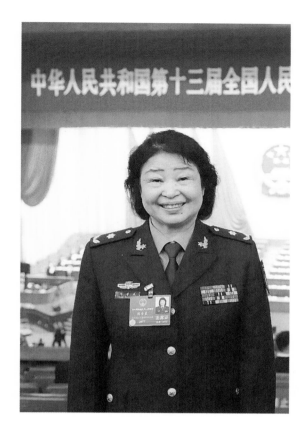

陈香美

肾脏病学专家
中国工程院院士

创建中西医结合治疗 IgA 肾病新
方案，汇通中西，引领中西医结
合走向世界。

陈香美，中国中西医结合肾脏病基础、临床和转化研究的领军人才。1951 年 1 月出生于朝鲜咸镜北道清津县。1994 年加入中国共产党。2007 年当选中国工程院院士。现任中国人民解放军总医院全军肾脏病研究所所长，肾脏疾病国家重点实验室主任，国家慢性肾病临床医学研究中心主任，国家肾脏病医疗质量控制中心主任，中国中西医结合学会会长。

陈香美院士带领团队艰苦创业，35 年来将仅有 12 张床位的肾脏病科室建设成为集国家重点学科、国家重点实验室、国家临床医学研究中心、国家临床重点专科、国家医疗质量管理控制中心"五位一体"的肾脏疾病科研、诊疗和教学的国际一流基地，实现了由小到大、由弱到强的跨越式发展。团队荣获集体二等功两次、集体三等功8 次，获得国家科技进步创新团队奖、全国创新争先团队奖牌、国家自然科学基金创新研究群体及军队科技创新团队等荣誉。

陈香美院士作为肾脏病及中西医结合的领军人才，在基础、临床和转化领域取得系列创新成果，为中国肾脏病事业发展作出开创性、历史性贡献。先后担任两项国家"973"项目首席科学家、国家科技支撑计划项目首席专家、国家自然科学基金"创新研究群体"学术带头人，承担国家、军队重大科研项目 30 余项。以第一完成人获国家科技进步一等奖 1 项、国家科技进步二等奖 4 项和省部级一等奖 8 项。获全国创新争先个人奖、何梁何利科学与技术进步奖、吴

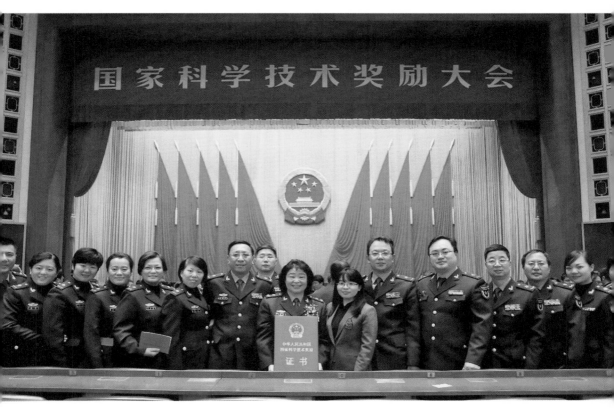

❖ 陈香美院士团队

阶平医学奖、"国之大医"荣誉称号等。荣立中央军委个人一等功1次、二等功两次。获全国三八红旗手、全国优秀科技工作者等荣誉称号。当选第十三届全国人大代表。

陈香美院士守正创新，汇通中西，引领中西医结合走向世界。陈香美院士牵头建立国际首个IgA肾病中西医结合临床生物信息大数据，揭示IgA肾病进展新机制；创建IgA肾病辨证精准评价体系及中西医结合治疗IgA肾病新方案，破解IgA肾病国际治疗难题，获得肾脏病领域首个国家科技进步一等奖及两项国家科技进步二等奖。牵头组织举办6次世界中西医结合大会，30多个国家和地区的中西医结合学者参会，拓展了中西医结合医学的国际影响，实现中西医结合医学的中国创造，世界共享。

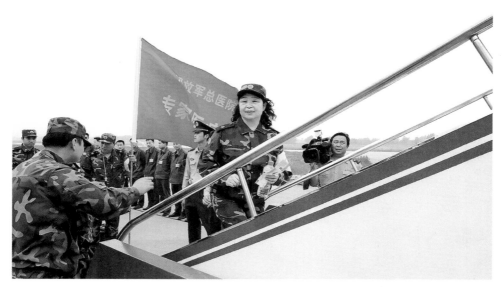

❖ 陈香美院士作为国家专家组组长亲临汶川、芦山和鲁甸地震救援

陈香美院士立足国家军事医学和灾害救援需求，创研急性肾损伤和多器官损伤救治关键技术，建立国际地震伤员救治标准。陈香美院士牵头建设野战内科学"十二五"军队"2110工程"和"十三五"军队重点学科项目，创建适合现代战争需求的野战内科教学与诊疗体系，推进我军现代卫勤保障建设。作为国家专家组组长亲临汶川、芦山和鲁甸地震救援，牵头创建"快速评估筛选分诊"和"四集中"科学救治原则，制定"地震伤员病情评估及管理共识"和"挤压综合征急性肾损伤诊治的专家共识"；地震伤员救治成功率91.67%，实现芦山地震伤员"零死亡"，示范和引领国内外特大地震的伤员救治。

陈香美院士以解决患者疾苦为己任，服务国家卫生体制改革，引领中国肾脏病和血液净化技术与医疗质量控制体系创新发展。陈香美院士牵头首创全国血液净化病例信息登记系统，历经12年建成全国8000余家血透、腹透中心，近150万血透、腹透患者的国际上规模最大、患者数量最多及信息最完整的血液净化登记系统，数据被国际血液净化登记系统收录，首次在国际上展示中国血液净化水平；推进尿毒症进入国家大病保障，从根本上解决尿毒症患者无钱医病、因病致贫的状况；主持制订中国首部《血液净化标准操作规程》及20余项肾病诊治临床指南和专家共识，建立肾脏病和血液净化的临床路径和质量控制指标体系，推动国家肾脏病和血液净化医疗质量管理与改进；组织开展全国《血液净化标准操作规程》培训和"万名肾科基层医生培训"；组织中国肾脏病"西部行"带动经济欠发达地区肾脏病事业发

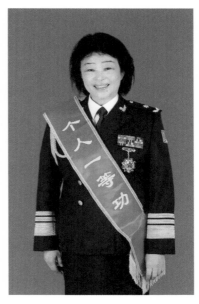

❖ 陈香美院士荣立中央军委一等功

展，显著提高了全国特别是基层医院肾脏病和血液净化的诊疗服务能力，获中国医学科学院21世纪重要医学成就奖。

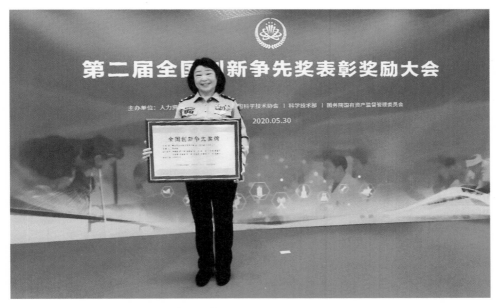

❖ 陈香美院士获得全国创新争先个人奖

陈香美院士投身医学科普宣传，助力"健康中国2030"建设。自2006年起，陈香美院士连续18年组织实施国际上最大规模的"世界肾脏日"科普宣传活动，推动全社会力量防治慢性肾脏病，显著提高中国慢性肾脏病的知晓率、早期诊断率和早期治疗率，减少尿毒症的发生，国际肾脏病学会官方网站给予高度评价。多年来，陈香美院士通过中央电视台、《健康报》、人民网、央视网及新媒体平台进行科普讲座；新冠疫情期间牵头制订《新型冠状病毒肺炎疫情防控期间血液透析质控专家共识》等8项文件，提出"封院不封血透室"等重要防控举措，并通过网络媒体指导全国肾脏病患者的新冠感染防控。获得中华医学会"优秀医学科普工作者"和中国中西医结合学会科普奖。

陈香美院士秉持献身、创新、求实、协作的科学精神，恪守严谨求实、精益求精的学术作风，弘扬勤奋进取的治学传统，为中国肾脏病事业培养了大批优秀人才，引领推动中国肾脏病事业创新发展。她以40余年的鞠躬尽瘁和无私奉献，赢得了全国肾脏病医务工作者的尊敬和爱戴。

今天，我们《西医大家话中医》项目组很荣幸和陈香美院士面对面，来听听陈院士在40余年的医学工作中，在中西医结合和中西融合工作中有哪些经验所得，以及她对于中医药发展的一些建议和看法。

工作伊始即与中医药结缘

访谈人：陈院士，首先请您介绍一下您的从医之路，以及您是如何与中医结下缘分的。

陈香美：我 16 岁时跟随家人从朝鲜回国，定居在吉林省扶榆县下坎农场，同年进入吉林省白城地区卫生学校（现白城医学高等专科学校）学习。卫生学校毕业后分配到吉林省九台市西营城子公社卫生院工作，成了一名"赤脚医生"，正是这段工作经历，让我和中医药结下深深的缘分。

我刚去卫生院的时候，卫生院只有 4 名大夫，包括 3 位岁数大的老中医和 1 位女赤脚医生，他们能熟练应用中医技术，比如开药、针灸、拔火罐等，为百姓疗愈疾病。这期间，我也将西医知识与卫生院老中医传授的经验相结合，为老百姓服务，在此过程中深感中西医结合的作用和魅力。

当时，卫生院的生活条件非常艰苦，大家住的是土坯房，睡的是土坯坑，没有电灯，只能掌油灯。初来乍到，我也有点动摇，想离开这个交通闭塞、生活艰苦的小山村。而且作为卫校毕业生，在当时也算是知识分子，对于我来说，以这个学历去县城找一份工作也比较容易。不过后来发生的一件事情，让我下定决心，要在基层服务乡亲。

东北的冬天是特别特别冷的，我记得那天晚上，外面雪下得很大，风也呜呜地吹，即使在室内，也叫人冻得直打哆嗦。大概是9点多的样子，一个老乡在卫生院外又敲门又喊人，非常着急。一问才知道，原来是家里亲人临盆，一直生不下来，他就连夜骑马赶来卫生院向我们求助。我们也没有犹豫，叫上助产士就往他家里赶。那天晚上，我和助产士就蜷缩着坐在马车上，冒着铺天盖地的大雪，在零下30多度的寒冬里一路颠簸，花了4个多小时才到了产妇家。我们到的时候差不多凌晨2点了，可是产妇出血太多了，根本来不及救治，胎儿也没有娩出。我一直记得她看向我的那个眼神，眼里已经没有光了，满是无助、哀求和深深的痛苦。她和腹中孩子双双去世后，她家人哭得撕心裂肺，我也难受得不能自已。看到两条鲜活的生命在眼前逝去，那种痛苦真是锥心刺骨，我愣了很久很久都没有缓过神来。

那个时候我就在想，我和我的同事作为这里的乡村医生，是乡亲们在与疾病缠斗时的唯一希望，我们有义务对乡亲们的健康和生命负责，我不能因为生活艰苦就早早离开，要尽可能多地为乡亲们服务。

所以，后来我在西营城子公社卫生院一干就是5年，也跟着老中医和赤脚医生学习了很多中医技术，我们骑马、坐毛驴车、骑自行车……只要乡亲们有需求，我们就去应诊。这5年里，我几乎走遍了每个村屯，给乡亲们针灸、开药，还会做一些外科小手术、打针、接生等，学到了很多书本上学不到的知识。就是从那时起，我就与中医结下了为之努力奋斗一生的缘分。

领衔中西医结合肾病研究

访谈人： 您是肾病领域的大家，一般关注的是具体的"病"，凸显治疗的精准，具有"点对点"的逻辑特色。在中医里，一般是强调范围更广一些的"证"，体现规律和共通性，侧重归纳和梳理"点与面"的归属关系。从中西医肾病诊断和治疗的角度，您认为如何更好地将"中医辨证"与"西医诊病"相结合，实现中西医诊疗理念的相得益彰？

陈香美： 我们对疾病诊断治疗都要有标准，这和国际标准一样。但是中医药确实有它的特殊性。中医强调辨证论治，是以个体化治疗为主的，当一个患者坐在医生面前的时候，我们肯定要辨证论治。将"中医辨证"与"西医诊病"相结合，就是把辨证论治和现代医学技术相结合。到了医院不管是中医院还是西医院，医生在辨证施治的同时要做很多相关的理化检查。辨证非常重要，辨证论治目前正在开展标准化研究，也出台了部分疾病的指南和专家共识。标准化和个体化之间是对立统一的，因为一个人慢性疾病的患病过程是非常漫长的，这个过程中患者的证型、证候要素都会发生改变，结合化验、影像检查和西医诊断，中西医结合能够较好地把辨证论治的标准化和个性化相结合。

举例说明，我以第一完成人获得国家科技进步一等奖，是在做IgA肾病中医诊治规律和治疗特征的研究中，把中医辨证论治和西医诊疗相结合。IgA肾病青少年多发，得病那个时候辨证的证型和他后来经过20多年治疗后的辨证是不一致的，必须和现代医学相结合，也就是说多学科交叉融合，这样我们就能够把控个性化。因为每一个 IgA 肾病患者都是不一样的，所以选择的治则也不完全一样。中医标准化研究正在进行中，而且有很好的成果。中西医结合近年来取得丰硕的成果，国家科技进步一等奖就有 6 项、二等奖 70 余项，还有国家科技发明奖，这些国家级奖项代表了近些年来，尤其是近 10 年来的成就。

访谈人： 由您领衔的"IgA 肾病中西医结合证治规律与诊疗关键技术的创研及应用"荣获国家科技进步一等奖。能介绍一下这项工作的缘起和经过吗？

陈香美： IgA 肾病是由于免疫球蛋白 A 在肾脏中沉积，引发肾脏损伤所致，最终会使肾脏失去功能，缓慢进展为尿毒症。有数据显示，IgA 肾病是我国尿毒症的首位病因。

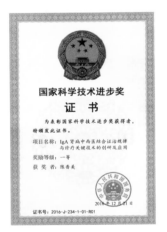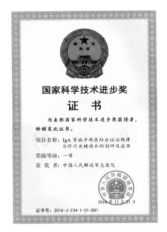

❖ 陈香美院士带领团队获得肾脏病领域首个国家科技进步一等奖

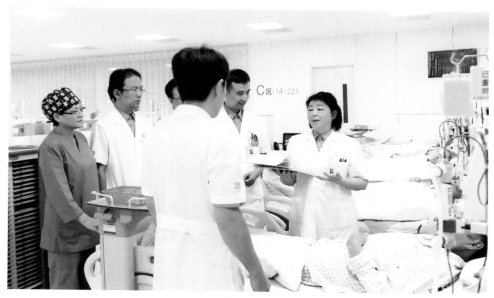

❖ 陈香美院士临床查房

　　由于初期病情不明显，很多人都是在上大学、入伍时做体检发现的，不少人在发现时已经到了终末期。而且，IgA 肾病的进展机制和中医辨证认识不统一，中西医临床诊疗不规范，长期以来缺少特异性的诊治手段。临床实践中，很多 IgA 肾病患者是"既看中医又看西医"：在西医院做完有创性的肾活检，再跑去中医院开药调理，却很难收到满意的效果，还浪费医疗资源。

　　《黄帝内经》中提出，肾脏受到损害的时候就叫作"肾风"。我们项目组从中西医结合角度首次提出 IgA 肾病"风邪扰肾，致虚、致瘀、致毒"的生物学机制："风邪扰肾"对应的生物学机制为免疫炎症，"致虚"对应的是细胞活化、损伤，"致瘀"则是系膜增殖和血管硬化。

　　为此，我们创建了基因修饰动物模型等研究 IgA 肾病进展机制的实验技术平台，证实了上述生物学机制。同时提出 IgA 肾病的中医证候数据元，并通过 2164 例多中心、大样本研究，创建了中医证候、西医临床、病理与生物标志物四位一体的生物信息资源库，形成规范的诊断基础，实现了中医证候的客观量化评价，首创 IgA 肾病中西医病证结合的评估体系。

基于该评价体系，我们团队揭示了中医证型与肾脏病理的宏观与微观对应关系，首次提出 IgA 肾病虚证的 4 种证型，发现 IgA 肾病以气阴两虚为主，同时该病以血瘀、湿热证多见；发现 IgA 肾病证候演变规律是肾虚 – 瘀痹 – 溺毒，全面阐述本虚标实的内涵；提出了 IgA 肾病创新理论与中医证候的"益气、补肾、化瘀、祛风除湿"五型分治，多种组合的中西医结合序贯方案，用循证医学方法验证中医药疗效，并在此基础上研发新药与创新治疗技术，显著提高了治疗有效率，且疗效优于国际指南的推荐方案。

访谈人：在中西医结合肾病治疗领域，您和您的团队还有哪些正在努力的方向？

陈香美：在基础研究方面，我在中西医结合治疗调控肾脏病免疫稳态做了一些研究。在药物应用方面，"治疗慢性肾脏病创新药物肾炎康复片循证医学临床研究"历经近 10 年，是国家科技部重大新药创制科技重大专项，病例总数 2220 例，由全国 89 家大型医院、天津同仁堂集团股份有限公司等单位共同参与完成。课题方案及研究成果已经在国内外专业学术期刊发布。

720 例双盲、双模拟、随机对照研究成果表明：肾炎康复片治疗可降低原发性肾小球肾炎患者的尿蛋白，改善中医证候积分；肾炎康复片加氯沙坦钾治疗比单独用氯沙坦钾治疗更能减少尿蛋白。1500 例开放性真实世界研究成果证实：肾炎康复片可减少原发性肾小球肾炎和糖尿病肾病患者尿蛋白，改善中医证候积

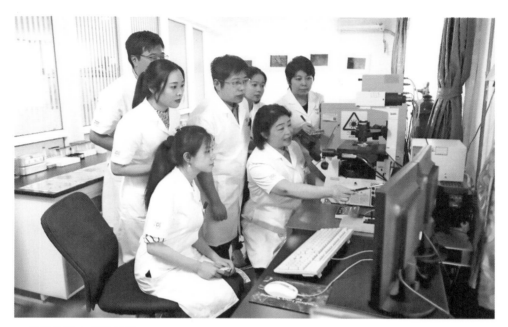

❖ 陈香美院士指导科研

分，且无明显副作用。无论是从药物组成还是现代药理学研究都能显示出，肾炎康复片具有调节肾脏病免疫稳态的优势。肾炎康复片是由13味中药组成的复方制剂，作用机理明确，通过修复肾脏滤过膜中的足细胞减少蛋白流失，可明显降低尿蛋白，有治疗慢性肾脏疾病的作用。

"西学中"是培养中西医结合人才的重要途径

访谈人： 作为中国中西医结合学会的会长，您一直致力于充分发挥中西医结合的作用和优势，为健康中国建设作出独特贡献。请您介绍一下中西医结合事业发展的历史沿革和未来发展。

陈香美： 坚持中西医并重，促进中西医结合，是党中央、国务院一以贯之的卫生工作方向，是构建中国特色卫生与健康制度的必由之路。中西医结合从"西学中"热潮中起步，在解决人民群众病痛的临床实践中发展壮大，形成了系统完善的中西医结合服务体系，成为我国医疗卫生保障的中坚力量。中西医结合不仅是中国百姓看病就医的理念，更是疑难杂症治疗的首选。

回顾中西医结合发展历史，60余年的历程，以首届西医离职学习中医研究班开班为起点，成就斐然，彰显了中西医结合的巨大价值和勃勃生机。

1955年12月19日，原卫生部中医研究院正式成立的同时，全国首届西医离职学习中医研究班在中医研究院举行开学典礼。1958年6月，全国首届西医离职学习中医研究班76名学员毕业。同年11月，《人民日报》刊载新华社报道《首批"中西合璧"医生诞生》，称"他们从实践中已开始打开祖国医学的宝库，运用全面、辨证施治的中医治疗原则，治好了不少过去西医认为无法治疗的疾病"，高度肯定了全国首届西医离职学习中医研究班取得的可喜成绩和宝贵经验。

1958 年 9 月 25 日，原卫生部党组向中央提交了《关于西医学中医离职班情况成绩和经验给中央的报告》，汇报了中医研究院西医学习中医研究班的情况和成绩。毛泽东主席作出批示："我看如能在一九五八年每个省、市、自治区各办一个七十至八十人的西医离职学习班，以两年为期，则在一九六〇年冬或一九六一年春，我们就有大约二千名这样的中西结合的高级医生，其中可能出几个高明的理论家……这是一件大事，不可等闲视之。中国医药学是一个伟大的宝库，应当努力发掘，加以提高。"

毛泽东主席的批示，正式拉开了中西医结合发展的历史帷幕，体现了对中西医结合的科学认知，指明了中国特色新医学、新药学的前进方向，成为我国中西医结合工作的思想源泉和行动指南。从 1955 年到 1966 年，全国共培养了 6000 多名"西学中"人员，他们已经成为中西医结合研究的开拓者和建设者。1981 年中国中西医结合学会成立，标志着我国有了国家级的中西医结合医学学会，为我们卫生健康事业高质量发展作出了重要贡献。

扫码聆听首批"西学中"名家沈自尹院士与中医的不解之缘

60 余年来，一大批医务工作者积极响应，博采众长、自成一派，培养出一批学贯中西的名医大家；兼收并蓄、锐意创新，取得了一批重要原创性成果；结合实际、服务人民，创造了符合国情的医疗卫生服务模式；开放包容、融合发展，开辟了医学发展新思路。

当前，中医药传承创新发展进入新时代。党和国家领导人高度重视中医药工作，将"中西医并重"列为新时代党的卫生健康工作方针。2016 年，习近平总书记在全国卫生与健康大会上指出，"坚持中西医并重，推动中医药和西医药相互补充、协调发展，是我国卫生与健康事业的显著优势"。2019 年，习近平总书记对中医药工作作出重

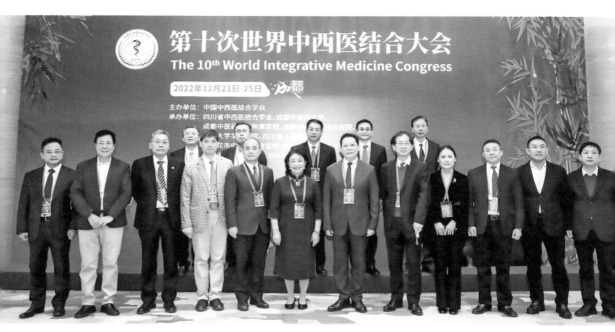

❖ 陈香美院士先后牵头组织举办 6 次世界中西医结合大会

要指示并强调，"要深入研究中医药管理体制机制问题，加强对中医药工作的组织领导，推动中西医药相互补充、协调发展"。2020 年，面对新冠疫情，习近平总书记在主持专家学者座谈会时强调，"中西医结合、中西药并用，是这次疫情防控的一大特点，也是中医药传承精华、守正创新的生动实践"，"要加强对中医药工作的组织领导，推动中西医药相互补充、协调发展"。2021 年，习近平总书记在河南南阳考察时再次强调，"我们要发展中医药，注重用现代科学解读中医药学原理，走中西医结合的道路"。习近平总书记的这些重要论述，精辟阐明了中西医并重、中西医结合的关系，为中西医协同发展、共同建设健康中国、保障人民健康指明了方向，提供了根本遵循。

可以说，在党和国家一以贯之的亲切关怀下，中西医结合事业的发展不断铸造新的辉煌，今天更是迎来了新的发展契机。未来，我们也将继续秉承以人民为中心的"大健康"理念，坚持交叉兼容、中西互补、结合创新，以中西医结合的一域之光，为党和国家事业全局增光添彩。

访谈人：《"十四五"中医药发展规划》提出要完善落实西医学习中医制度，将中医药课程列为本科临床医学类专业必修课和毕业实习内容，在临床类别医师资格考试中增加中医知识。《中医药振兴发展重大工程实施方案》也纳入了西医学习中医的相关内容，提出"开展西医学习中医高级人才培养"，"培养1200名中医临床、少数民族医药、西医学习中医等方面的优秀人才"。您认为上述举措的提出和落地有什么样的意义？

陈香美："十四五"规划和重大工程实施方案均是"十四五"时期推进中医药传承创新发展的重要举措。"西学中"是培养中西医结合人才的重要途径。这两个重要文件都提到了"西学中"工作，足见国家对"西学中"工作的重视。

"西学中"学的是中医辨证施治的临床思维，融合中西医优势、取长补短。开展"西学中"工作，也是基于我国国情的现实需要。举个例子，我国大量中成药是西医所开，由于医师缺乏中医方面学识，多开和错开非常普遍，辨证不正确出现不良反应，也浪费医保基金，这一现象也引起了国家的重视。2019年7月国家卫健委印发了相关通知，要求中医类别医师应当依据相关法律规范及中医临床辨证施治原则开具中药处方，而其他类别的医师，需要经过不少于1年系统学习，并通过中医药专业知识考核并合格后才能拥有开中药处方的资格。因此，西医需经系统的"西学中"学习，以获得实用的中医临床能力。"西学中"培训可以使西医医师具有提供中成药、中药制剂、中药饮片及中医药适宜技术服务的能力。

上述举措的提出和落地，有利于提升中医药服务可及性和可得性，更有利于推动中医药传承创新发展、更好地满足广大人民群众日益增长的医疗健康需求。

中西医结合在推进健康中国建设中大有可为

访谈人：中西医结合是一门一级学科。但现在社会上对中西医结合有一些杂音，中西医结合学科的毕业生在就业上也面临着一些瓶颈问题。我们应该怎样认识在当代社会发展中西医结合的意义呢？

陈香美：中医和西医是当今最具代表性的两大医学，中医与西医属于不同的学术体系，在对生命健康的认识、诊疗疾病的思路等方面存在巨大差异。这种不同是缘于东西方文化的不同，所以中西医结合也是缘于东西方文化的交流与融合，这是完全不同且能有效互补的两种智慧。

当前，中西医结合取得长足进步，涌现出以陈竺、陈可冀、陈凯先等为代表的一大批中西结合的大医大家，产生出一大批以三氧化二砷联合维甲酸治疗急性粒细胞白血病、针刺麻醉、中西结合治疗急腹症、IgA肾病中西医结合治疗等为代表的重大成果，为护佑人民健康作出了重大贡献。这些都是中西医结合科研领域有机结合的结果，充分说明中西医结合医学的生命力在于融合创新。

在近年的新冠疫情中，中西医结合、中西药并重，是新冠疫情防控的一大特点，也是中医药传承精华，守正创新的生动实践。今年，世界卫生组织发布《世界卫生组织中医药救治新冠肺炎专家评估会报告》，肯定了中医药治疗新冠肺炎的安全性、有效性，鼓励成员国考虑用中国的中西医结合模式应对疫情。这份由多国专家共同讨论形成的报告，充分说明了中西医结合治疗在护佑人类健康中的重要价值。

当今探索生命的"复杂性"已超出任何单一文化或学科的能力范围，也需要西医和中医的交流互鉴，屠呦呦成功发现青蒿素等越来越多的事实表明，中西医学的力量汇聚和深层互通已经成为21世纪推进世界医学境界提升和生命科学发展的必然趋势。

访谈人： 党的二十大报告提出"推进健康中国建设"。随着人口老龄化、城镇化、工业化进程加快，我国重大疾病患者基数在不断扩大，防控工作面临巨大挑战，成为推进健康中国建设中不可忽视的问题，您认为当代中西医结合防治重大疾病具有哪些优势？

陈香美： 重大疾病，特别是心血管疾病、癌症、呼吸系统疾病、代谢性疾病、免疫性疾病为主的重大慢性病已成为人民追求幸福的主要障碍。《国务院关于实施健康中国行动的意见》指出，心脑血管疾病、癌症、慢性呼吸系统疾病、糖尿病等慢性重大非传染性疾病导致的死亡人数占总死亡人数的88%，导致的疾病负担占疾病总负担的70%以上。慢性病取代传染病成为人类头号死因。以糖尿病为例，根据国际糖尿病联盟（IDF）2019年发布的全球糖尿病地图（第9版），全球糖尿病患病人数不断上升，全球平均增长率为51%；2019年有4.63亿糖尿病患者，其中3/4的糖尿病患者生活在中低收入国家；按照增长趋势，到2045年全球将有7亿糖尿病患者。2019年全球因糖尿病引起的卫生总费用为7600亿美元，占全球卫生总支出的10%。中国糖尿病患病人数1.164亿，位居世界第一。中国同时也是老年糖尿病患者最多的国家，2019 年中国 65 岁以上的糖尿病患者已经达到 3550 万，预计到 2030 年将会增加到 5430 万，到 2045 年更是可能会增长到 7810 万。60% 的糖尿病患者至少有 1 种并发症，可导致脑卒中、冠心病、失明、肾衰竭和截肢等严重后果。

中国古代积累了丰富的中医药防治重大疾病经验。中医以"天人合一"的整体观念为理论基础，构建了包含自然环境、社会关系、精神情绪、生活习惯等多方面的病因理论体系，拓宽了对病因的视野，并提供了丰富的预防思路。中医独特的"欲救其死，勿伤其生"理念，调节机体的各个方面以恢复机体的和谐有序，更合理地治疗综合性疾病的思维方式，已经被国内学者认识并认可。食疗、膏方、针灸、中医传统保健运动等技术简便易行，易于接受，费用相对低廉，并且在部分重大疾病的防治中具有显著的效果。在重大疾病发病上能前移防治窗口，在早期生物学发病期或非症状期，发挥中医"治未病""辨证论治"的理念及时进行整体调治，可调节人体平衡，提升自身免疫力，能在重大疾病早期防治上发挥重要作用。

中医药防治重大疾病至今已积累了几千年的实践经验。比如，中医的消渴证与糖尿病某阶段症状存在重合，其在古代医学著作里有诸多论述。《素问·奇病论》曰："此肥美之所发也，此人必数食甘美而多肥也，肥者令人内热，甘者令人中满，故其气上溢，转为消渴。"《灵枢·五变》曰："五脏皆柔弱者，善病消瘅。"《临证指南医案》曰："心境愁郁，内火自燃，乃消症大病。"《伤寒论》曰："若渴欲饮水，口干舌燥者，白虎加人参汤主之。"《金匮要略》曰："男子消渴，小便反多，以饮一斗，小便一斗，肾气丸主之。"中医药的经典名方、临床验方对疾病的多个环节都具有整体调控的效果，中西医结合成为重大疾病防控的较优选择。

现代中西医结合学防治重大疾病已产生了众多研究成果。以糖尿病为例，近年糖尿病新药肠促胰岛素制剂（GLP-1 受体激动剂、DDP-4 抑制剂）、钠－葡萄糖协同转运蛋白 2（SGLT-2）抑制剂广受关注。这些药物以肠、肾脏作为靶器官，和中医"三消理论"从脾胃论治、从肾论治消渴有异曲同工之处。现代研究认为，益生菌有利于防治糖尿病，肠道菌群有希望成为糖尿病治疗的新靶点。而《本草从新》的"金汁"入药可能是粪菌移植最早的记载。骨骼肌是葡萄糖代谢器官，它在全身糖脂代谢稳态调控中起关键作用。中医学认为，脾为后天之本，主肌肉，临床通过健脾可以减少患者的血糖波动。很多降糖药物来源于中草药，如二甲双胍是天然药物"山羊豆"的衍生物，黄连素（小檗碱）是从黄连等药物中提取而来的。许多天然药物还可以结合中药理论继续挖掘。在经络腧穴理论指导下，针刺及耳穴也是临床常用的糖尿病辅助疗法，在提高患者生活质量等方面具有优势。

重大疾病的突出特点是复杂性，病理生理机制呈复杂的因果网络。临床中可存在一因多果、一果多因、多因多果的复杂病理生理特征，在某些特定条件下甚至会出现各要素既相互竞争，又相互依赖，牵一发而动全身的病理现象。对于当前尚未能根治的重大疾病，还可以从提高患者的生存质量入手，强调健康维护，控制疾病发展。新的医学模式需要树立预防战略观念和新的中西医结合诊疗观念。医生从单纯的诊治疾病发展到对人群健康和疾病进行管理，强调对疾病过程中机体整体病理生理状态的动态把握，实施调节诊断、治疗保健等中西医结合的综合策略，融治病于自然生活。中西医结合对重大疾病防治的生活化、常规化、综合化，将会极大改善患者的机体状态，最终保障人类健康。美国 2018 年的医疗费用是 3.6 万亿美元（约 24.84 万亿人民币），占美国 GDP 近 18%，保障 3.27 亿人的平均预期寿命为 78.7 岁。我国 2018 年的医疗费用是 5.8 万亿人民币，占 GDP 约 6.4%，保障 13.95 亿人的平均预期寿命达到 77 岁，说明在当前中西医有限结合的医药卫生体系中，仍然用较低的成本取得了不亚于西方发达国家的健康保障成效。

建议从以下4个方面完善国家重大疾病中西医结合防治体系，将中医药融入重大疾病预防控制体系的建设中。一是在公共卫生与预防医学人才培养过程中，开设中西医结合预防医学课程，增加中医"治未病"的知识和技能培养；二是创建中西医结合预防医学学科专业方向，设立专项科研项目，将流行病和卫生统计学等公共卫生经典方法运用到中医药的研究中；三是健全疾病预防控制中西医协作机制，加强中医药在疾病预防控制中的推广和应用；四是在国家各级疾病预防控制中心等公共卫生机构，设立中医科室或在相关科室中配备中医人员，打造中西医结合公共卫生队伍，建立中西医结合公共卫生机构。

　　同时要提高中西医结合临床救治能力。一是要开展中西医结合专科（或医院）建设，新建中西医结合医院，鼓励一大批具有中医优势的综合医院和具有综合医疗优势的中医院转为中西医结合医院；二是不断优化重大疾病的中西医结合诊疗方案，提高临床疗效，开展重大疑难疾病、传染病、慢性病等中西医临床协作攻关，形成重大疾病的中西医结合治疗创新技术与方法；三是创新中西医协作机制，规范中西医结合诊疗体系，逐步建立中西医结合临床疗效评价标准，遴选形成一批中西医结合优势病种目录。

　　总之，要通过完善政策和措施，把中医的整体观、辨证施治、理法方药、"治未病"等核心思想和诊疗方式方法的特色优势，与现代医学科学观、人体观、疾病观等新理论、新方法、新技术有效融合，强化中西医协同，完善重大疾病防治的预防控制、医疗应急救治、学科建设与人才培养、科研攻关、标准化建设等重要环节，进一步健全富有中国特色的国家重大疾病中西医结合防治体系，以造福人民、造福世界。

中西医结合的未来发展建议

访谈人： 2022 年 10 月，国家中西医结合医学中心揭牌仪式在中日友好医院举行；2023 年 2 月，国家发展改革委、国家卫生健康委、国家中医药管理局联合评审的中西医协同"旗舰"医院试点单位建议名单和中西医协同"旗舰"医院试点项目建设单位建议名单公示，这些都彰显了国家对中西医结合工作的重视。您认为当前中西医结合医学发展面临的瓶颈与挑战有哪些？

陈香美： 从整体看，中西医结合资源总量不足。截至 2019 年，全国中西结合医院仅有 699 个，床位数不及总量的 1%；中西医结合门诊部仅有 468 个，中西医结合诊所有 8360 个（较 2018 年减少 29 个）。这表明，中西医结合医学应对重大疾病救治及公共卫生事件的能力不足，疾病防治体系有待完善。中西医结合医学领域的高层次人才数量相对不足，基础理论研究与技术创新能力相对缺乏，这与中西医结合学科、平台建设相对不足密切相关。截至 2019 年，全国仅有两个中西医结合研究所；国家中医药重点学科建设单位为 749 个，而中西医结合相关单位的数量仅占 9%；教育部中西医结合培育学科单位仅有 8 个。与此同时，虽然我国在医药卫生方面的投入保持了稳步增长态势，但占比依然偏低。2019 年，卫生部门财政拨款占国家财政支出的比重为 3.23%，而中医类（含中医、中西医结合、民族医药）拨款占国家财政支出的比重仅为 0.2%。中西医结合资源的总量不足、医院及研究机构力量相对薄弱，制约了中西医结合医学的发展规模。

从学科看，中西医结合临床教育科研存在局限性。我国中西医结合临床教育起步较晚，直到 2001 年才正式设置"中西医临床医学专业"（教育部批准）；截至 2017 年，全国仅有 50 所高等院校开设了中西医临床医学专业。目前，中西医结合临床教育资源有所不足、结构有待优化，专业建设仍处于起步阶段。相关局限性主要表现为中西医结合教育培养的理念及定位模糊，与其他中医类专业同质化现象明显；中医、西医课程整合程度不够，权重不统一，包括《黄帝内经》在内的中医经典理论课程被过度压缩；以理论讲授为主，临床实践偏少，中西医结合本科、硕士毕业生难以匹配市场需求，进而导致出路困难。

中西医结合临床科研方面也存在一些缺陷：中医证型的判断多以主观因素为主，目前虽有脉诊仪和面诊仪等客观化、商品化的仪器，但其准确度、科学性有待进一步完善；多以症状改善、不良反应减少为主要评价指标，缺乏客观性，说服力低，仅能为临床治疗提供初步研究证据；中医与西医合作性研究相对较少，研究结果缺乏共识。因此，需要进一步加强中西医结合临床科研的方法学设计，优化干预方案、疗效评价指标，提高可操作性。

从国际影响力看，中西医结合医学走向世界面临制约和壁垒。中医理论体现了中国古代哲学，西医源于西方自然科学，一个注重整体，一个注重"组织－细胞－分子"机制，由于观念不同导致难以沟通、"结而不合"等问题。单纯采用西方自然科学的语言和方法来解释传统医学，将进一步限制中西医结合医学的国际影响力。与此同时，中西医结合诊疗缺乏国际化标准、国际间合作少、经费海外筹措困难等因素制约着国际合作进程。

访谈人：对于中西医结合医学发展，您有什么建议？

陈香美：首先是主攻几个重点方向。着眼于长远发展需要，中西医结合医学的重点建设内容主要有以下几方面：其一是快速推进中西医结合治理体系和治理能力的现代化进程。建立符合中西医结合发展客观规律的法律体系、标准体系、监督体系，使得中西医结合的管理体制更加健全，为健康中国建设奠定坚实基础。其二是实现中西医结合防病治病能力及研究水平的大幅提升。重点加强中西医结合医疗服务能力，显著提高居民获得中西医结合健康服务的可及性；完善国家中西医结合重大慢病、传染性疾病的防治体系；健全中西医结合发展支撑体系，培养中西医结合后备人才力量，提升行业整体科研水平、产业智能化水平。其三是扩大中西医结合医学的国际性影响力，加强对外交流合作。引导中西医结合健康产业快速发展，加快世界传统医药与现代医学的结合进程，保持中西医结合医学的继承创新发展、包容开放发展、居民共享发展。

其次是完善医疗服务能力的建设路径。支持综合医院提高中西医结合的工作能力，发挥好带头示范作用，比如你提到的中西医结合"旗舰"医院建设。规范设置综合医院的中医临床科室、中药房，加强县级综合医院的中医临床科室建设，做好信息化保障。将中医纳入多学科联合会诊体系，开展综合医院与中医院、综合医院内跨科室等不同层面的中西医协同攻关。

建立具有中西医结合特色的感染性疾病防治医院，完善国家感染性疾病中西医结合防治医疗体系，优化形成长效工作机制，稳步提升应对新发、突发传染病，突发公共卫生事件的应急处理能力和治疗水平。

提升中西医结合特色诊疗和综合服务能力，支持优先举办儿科、妇科、肛肠科等中西医结合专科医院，发展具有中西医结合特色的康复医疗机构，示范并推广中医非药物疗法和适宜技术。

再次是完善教育科研方面的建设路径。要健全中西医结合教育临床科研体系。通过医教协同，尽快构建多层次互补的中西医结合教育办学体系。在西医、中医的院校教学中，互设中医、西医的特色教学与实践课程，支持西医类临床医学、基础医学专业毕业生报考中西医结合专业研究生。在"双一流"院校中培育一批具有地域、民族特色的中西医结合专业学科。对于中西医结合医学生，加强中西医结合相关知识、能力的教育培养；在课程设置上注重临床诊疗能力的锻炼，以社会需求为导向，开展必要的教学改革。支持相关高校设立中西医结合健康促进、中西医结合健康管理等专业。

合理扩充中西医结合医学示范推广研究基金的规模，深化有关经典方剂、特色医疗技法的中西医结合基础与临床研究。引入现代化学、材料、生物医学工程、人工智能（AI）等技术与中医药结合，突出中西医结合特色与传承创新，加强中医理论科学内涵的阐释。积极开展中西医结合医学与智慧医疗融合的自主创新产品研发，如新型目诊仪、艾灸设备等。针对新冠疫情的常态化防控需求，持续建设中西医结合医学的信息化平台，为深化国内外学术交流提供必要条件。

提升循证医学研究与真实世界研究互补的现代中西医结合临床科研能力。应建立以临床疗效为导向、更为合理的中西医结合评价体系，为中西医结合疗效提供有力证据，不断提升认可度。建立基于"辨证论治""病期证结合"的现代中西医结合诊疗模式。研究提炼西医"辨病"与中医"辨证"诊断的最佳结合点，补充西医"有病无证"的不足，弥补中医"有证无病无期无型"之尴尬，从而显现中西结合独立存在的指导价值。细化"宏观辨证 + 辨期 + 微观辨病"的结合模式，形成辨证、辨期、辨病相结合的优化治疗手段。推广"病期证结合"，支持疾病的早期发现、早期诊断、早期预警，实现中医证候的客观化、标准化、国际化。建立以循证医学研究与真实世界研究互补的中西医结合临床评价体系（含疗效与预后）及相应的国际化推广模式。发展包含系统生物学和多组学特征在内的多中心、大样本数据网络信息系统与资源平台，以及涵盖中医证候、西医临床、病理样本、生物标志物的"四位一体"资源库。论证并推动以循证医学和真实世界研究互补为基础的中西医结合诊疗策略进入国家医疗保障体系，制订我国中西医结合医学推广战略的路线图和行动计划，完善相应的国际化传播模式。

访谈人：习近平总书记在南阳考察调研时提出，"要做好守正创新、传承发展工作，积极推进中医药科研和创新，注重用现代科学解读中医药学原理，推动传统中医药和现代科学相结合、相促进"。您认为中西医结合对说明白、讲清楚中医药疗效有何意义？

陈香美：中医药饱受诟病的一个原因就是其作用机理、疗效机制未得到现代科学阐释，难以在现代语境下让公众理解。比如，中医重视人体的统一性、完整性，立足于气血津液、藏象经脉理论，通过"望闻问切"四诊，就可以从人体外部获知人体内部病变信息；西医则基于还原论，从器官组织着手，探究某个器官的病变及功能紊乱。可以说，中西医属于不同的话语体系，难以在一个时空维度里对话。

中西医结合医学就扮演了"翻译"的角色。中西医结合通过现代生物技术解析疾病发生发展的关键分子机制，能够明确疾病的本质所在，揭示中药的复方、组分、单体，包括中医药组方的物质基础和作用机理，拿出高质量证据，让中医药也成为国际"通用语言"。

从临床治疗角度说，我们通过中西医结合的基础研究，针对疾病发生发展的机制和关键靶点，可以做出现代的植物药，能够更好地治疗常见病、多发病、疑难病，对中医整体治疗的理念，真正实现中西医结合系统性、多层次、多靶点疾病的标本兼治，推进中医药走向世界。

访谈人：您在很多学术会议场合都提到了大数据，有观点认为数字化、信息化、生物技术是把传统中医药、现代医学和现代智能化相结合必要的途径，甚至被认为是科研新趋势。您能为我们阐释一下应该如何利用大数据驱动中医药和中西医结合的发展吗？

陈香美：很多名老中医有宝贵的临床经验，这些经验可以说是经过几代人积累下来的，这些数据我们要收集起来，挖掘出更有效的诊疗方案，尤其是在疑难病、慢性病、急症等方面，这样可以留给后人科学的、宝贵的财富。与此同时，大数据技术可以帮助西医更整体认知疾病。例如，以庞大的生物信息数据为基础，西医可以借助计算分析来模拟和揭示生命全周期的内在模式，揭示疾病的时空动态演变过程和发展规律。因此，以大数据的获取、管理、分析、挖掘等信息技术为支撑，既可以从中医整体观及辨证论治理念出发，又可以结合现代先进的科学技术。

在中医典籍整理方面，名老中医针对疑难病、慢性病、急症的宝贵临床经验亟待收集、挖掘、传承。为此，国家中医药管理局加快推进中医学术活态传承工作，运用现代科学技术，将隐性知识显性化，将一大批名老中医和老药工的临证经验、学术思想和传统技艺完整保存下来，并建立了各家学说与学术流派知识库。在临床需求方面，临床医生的辨证经验与现代技术相结合，以大数据驱动临床精准诊疗，大数据驱动新药研制的创新实践也在不断落地。例如把大数据、信息技术、基因诊断、蛋白质组学等数据相结合，加上临床实践中积累大量数据，正在推动经典方的不断优化，并促进中医药和现代医学的深度交叉融合。

历时10余年，在国家卫健委的指导下，解

放军总医院第一医学中心构建了覆盖全国 7000 余家血液透析中心、拥有连续 11 年纵向队列数据的血液净化病例信息登记系统。它是国际最大的血液净化登记数据库，比美、日的数据库更大更完整。由于数据的规范性、完整性和连续性，相关研究不仅可以汇总我国的

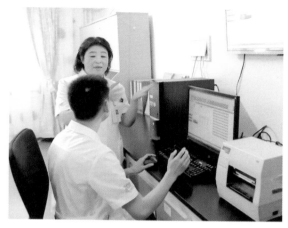

❖ 陈香美院士在科研中应用大数据

尿毒症人群发病规律、发现致病危险因素，还能够觉察出之前未关注到的多病种之间的关联。例如，数据显示以糖尿病为病因的肾病患者占比较高，以此为依据糖尿病肾病被新增为质控单病种。

基于 10 余年来积累的肾脏病医学数据，我们团队与人工智能团队合作对眼底照片进行深度学习，融入中医诊断理论，构建出糖尿病肾病无创诊断的新模型，既发挥了中医诊断简便快捷的优势，也达到了西医诊断精准化的目标。我认为这是一项依托大数据挖掘技术的中西医结合典型案例。

随着现代信息技术的快速发展，将计算机技术、通信技术、数据库技术、人工智能等现代信息技术应用于中西医结合医学领域，还将会产生大量的实践创新。

访谈人：感谢陈院士今天和我们的分享。听了您的故事和经历，相信广大读者受到诸多教育和鼓舞。从您对于中西医结合的观点、建议和意见，我们感受到了您对于中西医结合的深入思考。再次感谢您的分享，祝您身体健康，工作顺利！

（黄蓓 张立军 田原 王聪慧）

一定要让大家知道中医药的文化魅力，而不仅仅知道中医能治病。我们要有这样的雄心壮志——"中医"不仅仅是中国医学，将来要变成"世界医学"，就像"西医"被称作"现代医学"一样。

张运

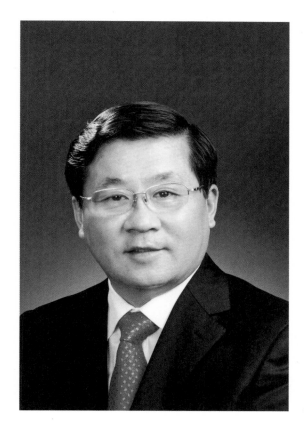

张运

内科心血管病学专家
中国工程院院士

带领团队花费 20 年通过临床试验明确中药通心络胶囊防治动脉粥样硬化的作用，探索出中西医结合治疗心血管疾病的新道路，为中医药走向世界作出突出贡献。

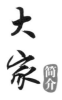

张运，中国工程院院士，中国医学科学院学部委员，美国心脏病学院 Fellow（FACC）、美国超声心动图学会荣誉 Fellow（Honorary FASE）、欧洲心脏病学会 Fellow（FESC），山东大学终身教授，香港中文大学、北京安贞医院、解放军总医院、第三军医大学、华中科技大学、南京医科大学等 10 余家大学或医院的荣誉教授。现任山东大学校务委员会副主任、山东大学学位委员会副主任、山东大学齐鲁医学院学术委员会主任、教育部和国家卫健委心血管重构与功能研究重点实验室主任、山东省心血管病临床医学中心主任，兼任亚太超声心动图学会副主席、中国超声心动图学会主席、国家心血管病专家委员会副主任、世界华人心脏病协会名誉主席、中国心脏学会名誉会长、中国心脏联盟副主席等学术团体职务。担任 *Front Pharmacol* 副 总 编 辑，*Nat Rev Cardiol*、*J Am Coll Cardiol*、*JACC Cardiovasc Imag*、*Sci China Life Sci* 等 5 种 SCI 收录杂志的国际编委，以及《中华心血管病杂志》《中国循环杂志》《心血管病探索（英文）》等国内 10 多个杂志的编委工作。主要研究方向是动脉粥样硬化，承担国家"863"重大项目课题、国家"973"项目课题、国家"十一五""十二五"科技支撑计划、国家自然科学基金创新研究群体科学基金、国家自然科学基金重点项目等 30 余项国家和省部级科研课题，迄今发表 SCI 收录论文 500 余篇，部分论文发表在 *N Engl J Med*、*Lancet*、*JAMA*、*Nat Med*、*Nat Rev Cardiol*、*Cell Metab*、*Sci*

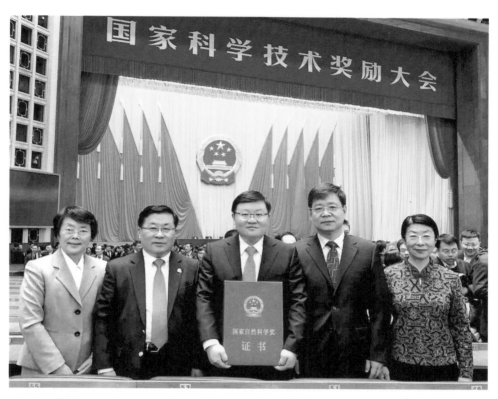

❖ 2018 年张运院士领衔的齐鲁医院心内科作为第一完成人
获得山东省医学领域首个国家自然科学奖

Transl Med、*JACC*、*Eur Heart J*、*Circ Res*、*PNAS* 等国际高水平的杂志，被 SCI 期刊引用 12200 余次，H 指数 61，8 次入选 "中国高被引学者"。主编专著 13 部，参编专著 33 部。获国家自然科学二等奖 1 项，国家科技进步二等奖 1 项、三等奖 3 项，何梁何利基金科学与技术进步奖 1 项，山东省科学技术最高奖 1 项，省部级自然科学和科技进步一等奖 7 项，山东省十大成果奖 1 项，省部级科技进步二等奖 25 项、三等奖 14 项。他多次代表中国赴美国、日本、加拿大等国家主持国际会议并发表讲座，多次应邀赴香港中文大学讲学，在国际学术界具有重要影响。获得美国心脏病学院 "国际交流奖"，亚太心脏协会 "学术领袖奖"，国家级有突出贡献的中青年专家，国家 "百千万人才工程" 首批第一、二层次入选者，全国有突出贡献的

回国留学人员，全国卫生系统先进工作者，中华医学会"终身成就奖"，首届中国医师奖，全国首届中青年医学科技之星等荣誉奖励20余项。

张运院士是我国著名的心脏病专家，是我国多普勒超声心动图技术的开拓者和奠基人。他是我国第一位设计并对冠心病患者进行仰卧骑行M型超声心动图检查的心脏病专家，并在20世纪80年代至90年代开发了一些多普勒超声心动图方法来定量测量瓣膜和先天性心脏病。近年来，张运院士领导中国正常成年人超声心动图测量的研究，并在世界最大的健康人群中建立了正常的超声心动图值，是世界超声心动图学会联盟（WASE）研究的领导者和作者之一。在基础研究领域，张运院士建立了一系列动脉粥样硬化易损斑块的动物模型，揭示了动脉粥样硬化发生和发展的分子机制，发现了早期动脉粥样硬化病变和易损斑块的新型生物标志物并发明检测技术，揭示了动

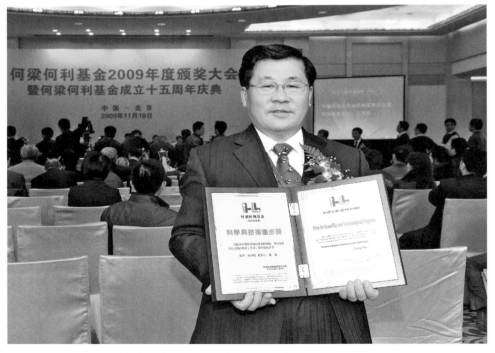

❖ 2009年张运院士获得何梁何利基金科学与技术进步奖

脉粥样硬化的新型治疗靶点。作为主要研究人员，张运院士在动脉硬化和心力衰竭领域领导了 50 多个研究项目，撰写了 500 多篇研究论文和 34 本医学教材。

作为心血管病领域的著名西医专家，张运院士领导了通心络胶囊干预颈动脉斑块的临床试验（CAPITAL 研究），带领团队花费 20 年，采用现代科学认可的研究方法，明确了中药通心络防治动脉粥样硬化的作用，积极探索出一条中西医结合治疗心血管疾病的新道路，为中医药走向世界作出了突出贡献。

今天我们《西医大家话中医》访谈组很荣幸和张运院士面对面，来听听院士在几十年的医学工作中，有哪些经验所得，以及他对于中西医结合（融合）的看法。

从"通心络"结缘中医

访谈人：张院士，您是我国多普勒超声心动图技术的开拓者和奠基人，被称为"中国多普勒第一人"，还是心血管领域的著名专家，2001年当选中国工程院院士时才49岁，是当之无愧的西医大家。我们《西医大家话中医》访谈团队在前期整理访谈素材时，印象很深的是《张运院士团队20年研究通心络防治动脉粥样硬化获国际点赞》这篇文章，所以首先请您给读者说说您与中医药、与通心络胶囊的"缘分"？

张运：那我就先说说我和中医药之间的四重缘分吧。第一重缘分，来自工农兵学员时期。那个时代国家特别强调中西医结合，所以在大环境的影响下，我学习了不少中医药的知识，打下了一点基础。

第二重缘分在于我的夫人。我夫人是中医，而且是我们山东大学齐鲁医院的第一批二级教授，她的课题组也是中医行业中最早发表SCI论文的。我夫人现在是山东省名老中医，所以我们家里人生病，一般都是不吃西药的，全部都吃她开的中药。多年的家庭氛围熏陶，也建立了我和中医药的第二重缘分。

第三重缘分源自我在挪威奥斯陆大学留学的一段经历。在挪威留学期间有这么一个小故事，那个时候在挪威获得医学博士学位是很难的，需要具备以下几个资格：第一是经过学校审查，认为你具备专家，也就是specialist资格。第二是必须在北欧以外的国际杂志，至少发表5篇论文。当时通讯不便，投稿只能通过信件往来，发表5篇论文，最快也要5年，周期很长。第三是经过非本校专家组成的国际答辩委员会审查，认为符合了博士生毕业申请资

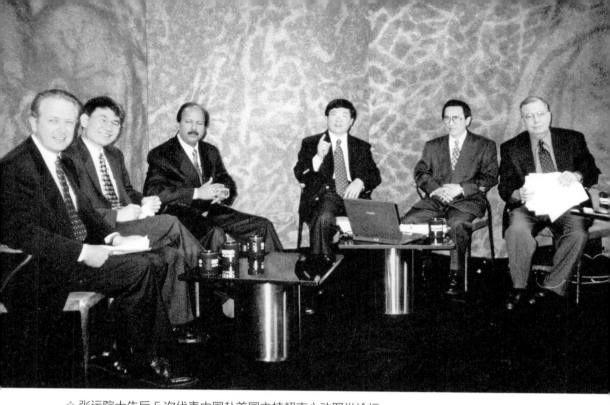

❖ 张运院士先后 5 次代表中国赴美国主持超声心动图学论坛
　全球卫星转播学术会议并发表电视讲座

格才能同意答辩。答辩过程中，先由评委会出两个讲座题目，要求围绕每个题目进行 46min ± 1min 的讲座，考察学生的教学能力。第四就是要在答辩环节顺利完成国际答辩委员持续 3 个小时的"轮番轰炸"，并拿到大部分评委"A"的评级。

正是这第三个条件让我和中医再一次亲密接触。按照评委会的规定，讲座的题目会提前 10 天宣布。当时我正在代表奥斯陆大学参加美国心脏病万人大会，正在我发表学术报告的当天午餐时间，我拿到了这两个题目。第一个题目是关于多普勒超声系统，当时我已经在该领域发表了 8 篇论文，所以对这个题目，我成竹在胸。

但第二个讲座题目让我傻了眼——"缺血心脏病的治疗：西方现代医学和传统中医的比较"。这对我来说是一个非常大的挑战，当时的情况下，我根本找不到相关的中医治疗资料。我以我的专业是西医为由进行了反对，但教授说："你的夫人是中医，你可以向她请教。"

但其实当时我和夫人已经分居了 8 年，在通信不便的年代，想在那么短的时间里弄清这么大的中医命题根本不可能。但毕业讲座是严肃的，有困难只能自己克服。幸好当时在美国，听说美国的国会图书馆资料齐全，我推掉了原定的参观博物馆的行程，去了国会图书馆。馆长是一位华侨，在他的帮助下，我找了整整一车的中医杂志，在图书馆不吃不喝，"狼吞虎咽"中医知识。那是我人生中第一次如此密集地接触中医，恶补中医理论，梳理中医的学术进展。在后来的讲座中，我将中医"不通则痛，通则不痛"的理论思想和西医导管球囊扩张疗法结合起来，做了一场让外国评委会直呼震惊的精彩讲座。这就是令我毕生难忘的和中医的第三重缘分。

第四重缘分，发生在我和我们课题组的科研工作中。在国家提出"中医药现代化"的方针之后，关于中医药的基础科研工作愈发重要。作为我们的研究主线，关于中药对于动脉粥样硬化斑块的治疗，在当时是缺乏明确的动物体内药效学和作用机制数据的。我们课题组决定寻找一个对动脉粥样硬化斑块有明确治疗作用的代表性中药，这个"明确"，指的是疗效一定要在动物体内模型上明明白白地看到，而不是记载在古籍里。一个博士生偶然间找到了一个国家中医药管理局批准治疗冠心病和不稳定心绞痛的中药，叫作通心络胶囊。从文献资料上看，这个药的疗效非常好，但却没有任何基础研究的数据。我当时也是抱着"赌一把"的心态，决定开展通心络胶囊的药理研究。初步研究的结果却让我们大吃一惊，药效好得惊人。对照组的兔子斑块破裂率达到 60%，而给予通心络治疗的兔子破裂率竟然是 0。这个结果好到我自己都不敢相信。因为当时样本量较小，只有 10 只，出于对实验结果的严谨态度，我们并没有立刻发表这篇论文。后来机缘巧合下认识了吴以岭院士，我们开始和以岭药业合作，对通心络胶囊治疗动脉粥样硬化开展了大样本和全方位的药理研究。实话实说，当时被安排开展这个研究的博士生是有抵触情绪的，觉得中医中药想做出成果很难，但做科研就要有开拓精神，要敢为人先，不怕失败。本着这样的心理，我们对课题进行了严格精密的设计，增加了组别，将样本量扩大到 75 只，并且多通路、多靶点地去研究它的作用机制，论证它的药效，这才有了那一篇发表在《美国生理学杂志》上的论文。

这篇论文的发表过程也非常曲折。前后修了 6 遍，如果说前两遍是对我们研究方法学的考验，后 4 遍可以说全是对于以岭药业、对于中药的考验。杂志提出，通心络胶囊作为一个中药复方药物，如何保证其中的中药天然成分的含量稳定性？不同产地的药材成分变异度很大，如何排除这种因素对于实验结果的干扰？这在当时也确实是很棘手的问题，但在这样压力的倒逼下，以岭药业也加速走向了中药生产和质量控制现代化、科学化的道路，厂家将主要中药的指纹图谱建立了数据库，并比较了 10 年内不同产品批次药物的指纹图谱分布。结果显示，通心络胶囊的疗效变异度的确比西药要大。但对于植物药，要求相对没有那么苛刻，且由于实验的创新性和实用性都很好，杂志最终决定接收并发表。当时还有这么一个学术背景：两位非常有名的专家，一位来自哈佛大学，一位来自英国毒理研究所，他们发表了一篇社论，主题就是传统中医药对西方医学的挑战，并在社论中就提到了中药的毒性问题。而通心络胶囊中还含有 5 种虫类药，这在西方的医学和文化中都是非常不可接受的禁忌，这也让投稿后的我们惴惴不安。最终杂志仍决定发表，且对于通心络的毒性成分、虫类成分都完整保留，不做删减，这在当时真是一件不寻常又不容易的事。不过当时我也没有多想，就觉得顺利发表了如释重负，但没想到这篇文章却引起了国内官方的重视。时任国家中医药管理局局长的王国强同志在一次全国性的大会上说了一句话，让我大吃一惊。他说《美国生理学杂志》对西医来说，不算是影响因子很高的杂志，但这篇文章却是中华人民共和国成立 60 年以来，使用传统中药复方作用在整体动物模型，且被美国主流杂志接收的第一篇文章。不用细胞、不做体外模型、不用中药提取物，就用最原汁原味的中药，这样的研究对于阐明中药疗效是非常有指导意义的。

文章发表的第二年，全球替代医学和补充医学的领袖、全美生物学杂志副主编郎赫斯请我去美国去做报告。作为针灸爱好者，郎赫斯在我做完报告之后告诉我，他就是我这篇文章的审稿专家，他让我们返修了6次，我们都经受住了考验。他实验室的老员工私下告诉我，《美国生理学杂志》之前对中医中药方面的论文，一律直接退稿，这是第一次对纯中药敞开大门。郎赫斯教授还把这篇文章列为他课题组学生必读的一篇论文，评价非常高。

2011年，吴以岭院士邀请郎赫斯教授参加络病大会。在会上，郎赫斯教授说了一句让我震惊的话："在我审过的所有文章中，Yun（指张运）的这篇论文是我认为最好的一篇。"一个替代医学的世界权威，一个阅文无数的知名杂志副主编，对一篇纯中药的文章如此盛赞，让我既荣幸又感动。

自从美国期刊的"大门"向中医药开启之后，关于通心络的其他一些研究也逐渐增加，成果越来越多。现在在SCI收录期刊内检索通心络的汉语拼音首字母缩写"TXL"，已经有几百篇论文了，证明国际上对它的药效越来越认可，对中医药的接纳也在提高。

以上就是我和中医药的几重缘分。不过我要说，一路走过来，现在习近平总书记和党中央对中医药的重视程度可以说是中华人民共和

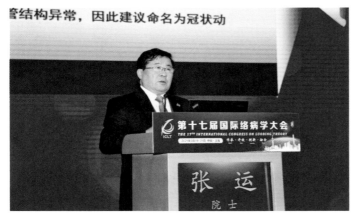

❖ 张运院士在第十七届国际络病学大会介绍团队与通心络的20年之缘

国成立以来从没有过的高度。毛主席就很重视中医药，现在习近平总书记更重视，我感到自己这条路是走对了。

访谈人：听您的描述，中医药复方的研究在国际上的接纳度和影响力的确逐渐提高了。近年来，国家在强调中医药循证医学研究的重要性，而您领衔的 CAPITAL 研究是我们国家在世界上报道的第一个虫类中成药循证医学证据，这条科研路上一定也遇到了很多困难，您能为我们讲讲吗？

张运：最开始决定做通心络是因为我们承担了一个"973"课题。"973"课题一般是基于一个疾病模型进行的病理药理等基础研究，在这个课题研究中，我们将通心络的动物模型、药效和机制都做得比较充分、清晰和明确了，证明它确实对改善动脉粥样硬化有很好的疗效，但是缺乏一个有力的循证医学的研究。那个时候，药监局对于中医药的标准也不太完善，以岭药业对通心络胶囊做的实验也并不是严谨的随机对照双盲实验，当时临床研究使用的都是一些 30 ～ 50 例的小样本，这种非随机临床研究可能产生很大的错误结论。所以后来我们就决定做一个大规模的随机临床研究，寻找一个确凿的循证医学证据来证明通心络的疗效，说服当时的西医。

我们为了这次大规模的循证医学研究，从 2008 年开始着手准备，试验进行了近 10 年，此间也是困难重重。第一个困难是在准备阶段，当时在国内能够参考的大样本的中成药随机临床研究资料非常少。像血脂康或芪参益气的研究，虽然样本量很大，但和我们的研究目标又不太相同。由于当时的大环境下，西医医生对中医的研究配合度不高，加上当时有的中医可能对"对标一线西药"信心不足，所以在选择入组病例时非常保守，本着"挑不出毛病"的原则选择患者，入组的病例病情是轻而又轻，导致最后的事件率非常小，统计效率不够。所以我们下定决心从头开始严格设计，所有的患者都以颈动脉斑块作为观察指标，以影像学超声作为观察手段，开启了由我们齐鲁医院牵头，国内35家中心参与的通心络治疗动脉粥样硬化斑块的随机、双盲、安慰剂对照、多中心临床研究，也就是"CAPITAL"。

第二个困难是在试验阶段。我们的试验设计是考虑到指示性、可靠性和方法学的稳定性。原先对于心血管疾病的临床试验，常常将死亡率、疼痛等指征纳入观察，但这些指征主观性和干扰因素太大，而颈动脉斑块作为动脉粥样硬化的核心指标，它的大小和稳定性对疾病的未来进展有很强的提示意义，且干扰因素很少，避免了随访中患者本人或家属的主观差异。采用超声影像学的手段，可以让观察可视化，实实在在看到斑块的变化，而且我们齐鲁医院心内科是全国独树一帜的，心血管超声的水平，无论是临床还是科研，在全国都是响当当的，所以我们当时让全国35家中心负责收集病例，所有影像学数据都经随机编码、删除患者个人信息后汇总到齐鲁医院实验室统一分析，完全随机和双盲，保证了结果的可靠性。

但是在试验过程中，困难出现了——不同组别的患者，要不要限制服药种类？在严格的伦理制度下，患者的生命健康永远是第一位的，不可能为了临床试验就限制他的用药。如果患者什么药都不吃，就算做出阳性结果，也无异于是一个拳击手打了一个小孩子，毫无可信度。

但如果患者在使用西药，尤其是他汀类药物的基础上，治疗空间就非常小了，评估加用通心络胶囊是否能增加临床获益，研究结果很难说，甚至可能会失败，产生阴性结果。虽然说阴性结果也符合发表论文的条件，但对于以岭药业来说，无疑会丢掉通心络多年来获得的市场，砸了多年苦心经营的招牌。当时真的是很担心啊，但吴以岭院士说："你尽管做吧，我对通心络、对中药有信心！"最后结果怎么样？功夫不负有心人，最终 CAPITAL 研究收获了令人惊喜的试验结果！研究显示，对于亚临床动脉粥样硬化斑块患者，在常规治疗基础上加用通心络胶囊，可延缓颈动脉内中膜厚度、斑块面积和血管重构的进展，通俗点说就是压得斑块服服帖帖，多年来都没有进展。这个结果令我和团队非常惊喜，因为我们检验的是通心络胶囊在已用西药基础上增加的疗效。另外，非常重要的一点是通心络胶囊减少了患者的心血管事件，尤其是不稳定型心绞痛的发生率减少了 47%，这与斑块的稳定性密切相关。

当年受制于技术手段和伦理，我们只做了颈动脉的超声，没有观察冠状动脉斑块。我们现在正在进行的研究，采用了先进的红外相干显像方法来观测装了支架的患者冠状动脉中的不稳定纤维帽。这里给大家解释一下，动脉粥样硬化斑块的结构是这样：里头是一些坏死核，外面是一个纤维帽帽子包着它，帽子一旦破了，就得"心梗""脑梗"，所以帽子越容易破就是越不稳定。我们现在就是观察这个"帽子"。结果发现，与单纯使用他汀类药物相比，服用通心络的患者纤维帽厚度几乎比对照组增厚 3 倍多，因此提示通心络还有很强的抑制斑块生长和稳定的作用。一路看来，从 ApoE 敲基因小鼠到新西兰兔子，从没有明显症状的患者一直到放支架的患者，通心络都有明确治疗作用，所以它是一个药理证据非常充分的药物。所有证据都强烈地指向：通心络一定要成为我们国家治疗动脉粥样硬化斑块的良好药物。

第三个困难在于国际的承认和通心络的国际推广。比如说 5 种虫子的问题，欧美国家是不吃虫类药的，中药进不了他们国家的药典，进不了他们的食品药物体系。虽然困难在于虫子，但恰恰是这 5 种虫子起了很关键的作用，比如说蝎子可以抗痉挛，改善心血管功能。但 5 种虫子的作用机理现在还没有阐明，动物药的药理真的很难做，我们也不明白虫类药中的哪一段多肽就能有这么突出的药理作用。对于草药的机理的解释相对容易，但虫类药的药理解释起来很难，这也是阻碍通心络走向国际市场一个很重要的原因。所以还是我们还要很努力，争取在将来把虫类药里面的有效成分找到。

访谈人：传统中医没有冠心病、动脉粥样硬化、心衰等名词，您对于中医治疗心血管疾病的理念，诸如"活血化瘀"有所了解吗？通心络是不是也有这方面的作用？

张运：早先陈可冀院士从活血化瘀理论出发，研究了动脉粥样硬化和高血压等，获得了国家科技进步一等奖。我认为动脉粥样硬化虽然病因来自血液的改变，但根本并不是血液的问题，而是血管的问题，它最终的病变是动脉壁的病变，所以这个时候再去活血就不行了，而应该把斑块消掉或者把它稳定住。

所以从这个意义上来讲，我觉得这是通心络不同于以往的活血化瘀药物的原因。从我们的临床试验结果看，通心络其实并不怎么"活血"，对血流动力学改变不大，对血脂的改变也很小，只对斑块"动了刀子"。如果患者没有斑块，病情不重，通心络就不会"发动攻击"。从这个角度来说，通心络有一点像我们治疗肿瘤时"散结"的意思，有一点像"稳定"的意思，所以我觉得它的作用和过去的活血化瘀中药很不一样。

过去心绞痛或其他疾病，可能吃了丹参马上就不疼了，通心络不会立刻让你不疼，但是它在斑块上下功夫。所以，以我个人的感觉来说，通心络的通络作用，对冠心病斑块的治疗要比过去的活血化瘀更重要。

探索中西医优势互补之路

访谈人： 在西医中，一般关注的是具体的"病"，凸显治疗的精准，具有"点对点"的逻辑特色。在中医里，一般是强调范围更广一些的"证"，体现规律和共通性，侧重归纳和梳理"点与面"的归属关系。从中西医心血管疾病诊断和治疗的角度，您认为如何更好地将"中医辨证"与"西医诊病"相结合，实现中西医疗疾理念的相得益彰，为中国心血管临床和基础研究的发展，拓展一条具有"中国特色"的创新之路？

张运： 我的爱人是中医，我们夫妻经常讨论中医和西医的差别。在我们担任《美国心脏病学杂志》等期刊编委的时候，我们主动建议、力主让中医走向世界。如果说我俩对中医有什么贡献的话，这可以算是一个。2016年，我组织并亲自执笔在影响因子接近50分的顶级期刊 *Nature Review* 上撰写了一篇关于中药在心血管疾病中治疗作用的综述。在文章中，我和我爱人对中西医的差别做了一个比较。中西医其中一个差别在于，中医是关注宏观的症状，它并不是看病灶，它看身体，而西医是尽可能地去看病灶，并力求精准再精准。比如说肝癌，病灶在哪一个叶上，它周围的解剖情况怎么样……都是在治病灶；而中医是治全身，甚至中医还可以放着病灶不管，转而去管机体的调节能力。正如这次新冠疫情一样，中医药并不一定杀病毒，但它调节人的免疫能力，所以它用以治病的是一种宏观的哲学思想。

中西医还有一个很重要的区别在于，西医"水来土掩，兵来将挡"，它是一种对抗医学。我们撰写的一篇社论就叫作《传统中医药对对抗医学的挑战》。西医为什么叫对抗医学？它就是通过降血压对抗血压高、通过降体温对抗发烧、病毒来了杀病毒、细菌来了杀细菌、肿瘤来了杀肿瘤……西医总是先把"敌人"找到，然后就开始兵戎相见，"对着干"，而且什么武器锋利、杀伤力大就用什么。这种思路固然不能算错，但是有局限性，也带来了不良反应。而中医有所不同，可能"敌人"来了，我并不杀你，友好相处，以和为贵，"说和""劝降"，不战而屈人之兵，疾病就"投降"了，不一定非得打打杀杀。另外，西医是还原医学，总在力图还原机体的本质。发现了器官不满足，又发现了组织，接着细胞、分子、原子……越细越好。欧美的科学家曾以为基因是医学的终结，花费了巨量的人力物力去测绘人类甚至动物的基因图谱，积攒了海量的数据，绘制了一本基因"天书"，弄清了染色体的奥秘，然而却并没有像预期那般终结了疾病。在这一点上，我认为中医的哲学理念应该慢慢被西医所接受，并不是越细、越微观就越能解决问题，还是得回到宏观上来。中医在这方面有着天然的优势，但中医的宏观哲学思维脱胎于我国几千年复杂的思维演化，尤其是辨证思维，对西医来说，理解起来有困难。

曹雪涛院士曾说过一个关于阴阳的小事，说阴和阳本来就是对立的，怎么就可以一会儿阴一会儿阳，阴里有阳、阳里有阴，阴阳互变……实在看不懂，所以外国人看不懂我们的阴和阳。但现在阴阳学说已经逐渐被西医所接受，"阴阳"也已经进入英语了，成为正式英语单词。

访谈人：现在国家对于"西学中"非常重视和倡导，也一直提倡要中西医结合、中西医融合、中西医汇通。大家一

张运：其实从中华人民共和国成立以后，我们就一直在提中西医结合这个概念，但结合到什么程度？这是个问题。当初很多人的看法是，有些治不好的病，用中医辨证思维去解决，可能更经济。例如当年毛主席提倡发展

直在探索一条能够让中西医优势互补的道路。您作为西医出身、又研究了20多年中药的专家，一定对于这个议题有过很深思考。那么您认为，中西医具体可以在哪些方面形成优势互补呢？如何走出一条中西医深度融合的路？

赤脚医生，一根针、一把草，价格很低，但确实解决了不少问题。后来国家一直大力提倡振兴和发展中医，我还是觉得这两个体系的确应该认真规划一条合适的最优发展路线。

首先我认为倒不一定要把两个体系硬捏在一起，还是应该各自保持相对独立。刚才也提到了，它们"成长"的环境和过程都完全不一样，宛如一个从石头缝里蹦出来，一个从天空掉下来。如果将其比作两个人，那他们在胚胎上的基因都是不一样的，硬捏到一起可能会存在很多问题。但至少可以做到互相借鉴，这是应该的，也是必需的。在思维方式上，西医要多借鉴中医的辨证思维，而在一些科学技术先进诊疗手段等方面，中医多借鉴西医，把西医的优点和中医的优点都拿过来，总的原则只有一条——对患者有利。我个人觉得，未必一定要把各个体系、各个学派揉在一起，就像物理、数学都有各个学派一样，医学也应该有各个学派，学派多意味着学科的繁荣，学派间可以争论，甚至可以吵架，这样才能推进学科的发展。任何一家独大，于我们政治经济社会发展都是不利的。

另外在学术观点和学术思路上，我提倡要不断有分支，否则没法创新。比如心血管病的治疗，我们就不能固守着几十年前的发明和手段了，冠心病的病理学说是在不断进步的，不断在自我丰富，学派越来越多，新的观点层出不穷，这才是对的。所以我在日常的教学、科研、临床中，都充分参考和尊重年轻学生的意见。广于纳言才是发展之道，任何科学问题都是可以争论的，不能武断、闭塞，故步自封。中医也是一样，如今的社会，我们不能抱着《黄帝内经》生硬照搬，一个字都不敢变通。正确的态度是在尊重原本的思维方式和哲学内核的基础上，加上现在新的内容。现在都说中医要守正创新，我认为"守正"守的并不是年代，并不是说3000年前坟墓挖出来的书，要比2000年出土的书更"正"。尊重古人的智慧，但是要加上我们新的内容和思考。

在治疗手段和科技方面，西医的科技含量的确要远远超过中医。比如现在我们为晚期心衰的患者安装人工心脏了，这个东西中医是没有的，但确实救了患者的命；心肌梗死了，就得把冠状动脉打开，赶紧放支架抢救，这种情况用中药是来不及的。但西医的手术治疗并不能把病灶清除干净，而且还会导致一些坏死组织的种植性转移，这些"残渣余孽"西医是消灭不了的，都跑到微循环里去了，把微血管堵住了。这时候中医在西医治疗的基础上，再加上中药，效果特别好。你解决高速公路堵车，我解决省道、乡道堵车，这比单打独斗好得多。

所以我倒是觉得不能强调一个体系代替另一个体系，或者两个体系硬凑在一起"拉郎配"，而是取长补短，相得益彰，这才是今后我们中国医学的发展道路。至于要不要像陈可冀院士致力于的那样"长出"纯中西医结合的第三条腿来走路，这虽然是个伟大的探索，但不得不说走得确实很艰难，所以现阶段我觉着互相借鉴、取长补短是最好的。

说到中西医的优势互补，这是一个很大的话题，我们目前做的还很少，但是能互补的地方太多了。刚才我们说过，它们在理论体系上就可以互补——从西医的局部到中医的整体；从发病机理上可以互补——从西医的"一切都是敌人"到"和敌人友好相处"。另外让我印象很深刻的是在诊断学上可以互补，现在西医现代化的诊断很高级，有 CT、磁共振等很多仪器，中医的查体还是比较简单的，但非常有魅力，特别是脉诊和舌诊。我夫人一看孩子的舌头就知道他的体温怎么样，知道他预后怎么样，需要吃什么药。有一次我久咳不愈，西医叫末端支气管痉挛，吃什么药都不管用，开会碰到吴以岭院士，他一摸脉，就说我肺火旺，给我开了一剂药，当天晚上就止咳了，太神奇了。我们很多西医院士、专家都有同样的经历，摸摸脉、看看舌，就能被诊断病情。

包括治疗学方面，刚才说了很多互补的例子，可以说互补之处不胜枚举。我和吴以岭院士正在组建全国重点实验室，如果成功的话，我们俩也算是西医中医真正成为一家人的一步，到时候希望能发掘更多互补之处。

让中医药走向国际

访谈人： 您是挪威奥斯陆大学首位获得医学博士学位的中国人，之前您说过，您去奥斯陆大学学习的时候，中国学子还是受到了一些歧视，认为中国的科研能力差，医学落后，直到您在《英国心脏学杂志》上发表了一篇免返修的论文，才渐渐改变他们的看法，也为中国学子争了口气。在您留学期间，那个时候的欧洲对中医有没有了解？现在随着时代的发展，欧洲对中医药的接纳情况有没有改变呢？

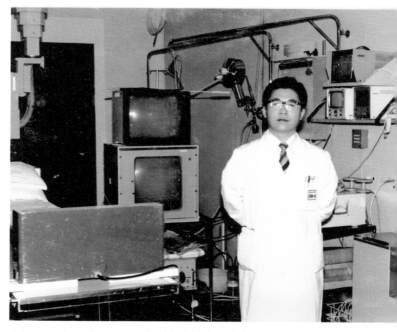

❖ 张运院士在挪威奥斯陆大学攻读博士研究生

张运： 留学时发生过很多事情，回忆当年，比较现实的问题是应对外国人对我们的蔑视。因为我们是中国第二批派往北欧的留学生，那个时候他们对我们完全不了解，远不像现在。因为不了解，所以他们很瞧不起我们。他们认为中国的教育是非常落后的，我的大导师问二导师为什么要接受中国留学生？"你赶快把 Zhang 弄走，他学来学去肯定像以前的土耳其留学生一样留在挪威开餐馆了。"他们认为中国人能做的只是开餐馆，学不了他们高级的技术。我凭借自己艰苦的努力，将第一篇论文做出来了。我的数学知识比较好，而搞流体力学离不开高等数学。我发现了一个方法，能够计算瓣膜血流量，但外国人不相信。尽管结果做得很漂亮，但是他们绝对不相信大家都没解决的问题中国人能解决。所以他们组织专家调查我的材料，从原始资料开始审查，一个患者一个患者地审查，最后证明我的数据和结论完全正确。经过审查没有问题就投出去，投到当时欧洲最好的《英国心脏学杂志》。1个月后接到杂志社回信，结果令人吃惊，他们说乐意接受这篇文章而不需要修改，这是导师根本不可能想象的结果。因为在这样高水平的杂志不需修改就接受的例子，奥斯陆国家医院只在10年前发生过一次，所以导师们觉得非常惊讶。

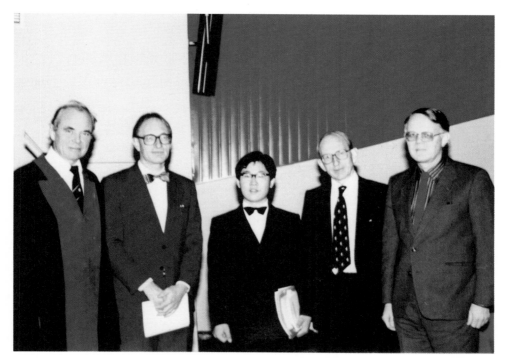

❖ 张运院士在挪威奥斯陆大学博士研究生论文答辩后

那时候他们对中医还只是道听途说，完全不了解，比如我在毕业报告上讲了中医的"通则不痛，痛则不通"，他们都不相信这来自几千年前中国的古人之口。我当时对他们解释道："你们没有听错，虽然这个'痛'并不完全对应心血管领域的导管痛，它是指的一种药物治疗的基础上的疼痛，但的确几千年前就提出了这个理论。"他们当时觉得非常惊讶。

在整个欧美范围来说，相比之下，我觉得美国对中医药的了解程度和接纳度更好一点。因为欧洲中国人少，华侨少，而美国有很多华侨和中国的留学人员，群众基础好，那里开中医馆的也很多。所以尽管中医药入不了美国社会主流医学体系，但是确实存在有很多美国患者吃西药治不好，没办法就跑去中医馆吃中药、拔罐、针灸的现象，因为确实效果很好。所以很多美国医生发现自己的患者背着他偷偷地去看中医，这种情况很多。后来，美国医学界觉得这些非主流疗法不纳入自己的医疗体系是不行的，因此美国的西医专家组织成立了一个替代医学学会。

当初中医不受接纳还有一个原因，因为那些年在美国行医的中医医生不搞科研，也不写文章，只是靠患者口口相传挣点小钱。加上我们国家早年那批中医大夫英语水平都不好，也没有相应的科研水平，也没有完善的教学体系，都是爹教儿、儿教孙，代代相传，他看病有一套，但茶壶里装饺子，有好东西说不出来。所以至少在心血管领域，10年以前，国外的大夫都认为中医药是"乱来"，你乱了我西医的章法，临床大夫还会动员患者不要去看中医，而且言之凿凿说根据他们手头掌握的证据，中医是只有害而无益，只有不良反应没正作用。

他们为什么会有这个印象呢？原因是那时候整个欧美科学期刊上的论文舆论阵地都是对中医的负面评价，学术界对中医有偏见，排斥中医，只要你说中医好，他们就拒稿；你说中医不好，他们就高兴了，就发表了。这就导致学术界搜集文献做分析的时候发现全是骂中医的，整理文献做综述的结论也只能是骂中医的，这自然而然就给大家形成了中医不好的印象。要怎么办呢？只有像我们和现在一批批中医药人拿出科研和临床的强有力证据，才能扭转这样的偏见。所以在我成为欧美主流杂志的编委之后，我致力于让杂志接纳中医药的论文。而且现在我们中医院校毕业的学生也都是懂西医的，改革开放以后培养的研究生都会做科研，逐步做出越来越多有力的证据，证明中医确实有疗效。渐渐地欧美主流杂志也改变了观念，不再"骂"中医了。

我们在发表了那篇通心络的文章以后，《美国心脏病学杂志》开了一个新闻发布会。其实一篇论文的社会影响力是有限的，但召开了新闻发布会就不同了。《美国心脏病学杂志》不但是主流杂志，它还是美国心脏病学会（American College of Cardiology，简称ACC）的机关杂志。这个学会聚集了美国医学界心血管领域最有权威、最有财富、最有影响力的医生和学者。发布会后的新闻稿题目叫作

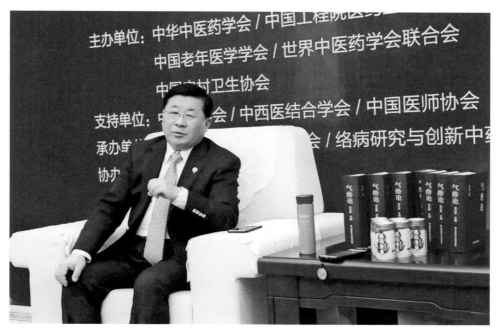

❖ 张运院士接受媒体采访对中药研究的观点

《传统中医药对某些心脏病人可能获益》，这句话千金难求，因为落款是最有权威的 American College of Cardiology，不是我张运。这个结论一出，当时美国国内几十家电视台同时播放，评论非常多，还采访了我的夫人，让她讲解中医。就这样，中医药一点一点在地球的另一端趟出了一条路，很不容易，确实很不容易。

访谈人： 张院士，正如您刚才所说，现在国际上对于中医药的临床和科研成果也是在慢慢认可和接纳。但您之前说过，"中药要走向国际，需要做的工作还有很多"。在您看来，推动中医药走出国门，具体应该要做哪些工作？有什么需要改进和加强的地方呢？

张运： 中医药的国际化是中央对我们的要求。在这次新冠疫情中，习近平总书记一直说，中医药有疗效，也在抗疫中发挥了很大的作用，但是要"讲清楚说明白"。这6个字蕴含了很高的要求，"讲清楚"是要弄清作用机制，"说明白"是要提出明确疗效。其实一直到现在，中医药都还是个"黑匣子"。我喝了一锅药汤，产生了某种疗效，但药汤中成千上万的物质里，究竟那些物质起了药效？又是如何与机体作用发挥了药效？我们要说清这些问题，我觉得距离这一步还很远。所以中医药要走向国际、走向现代化，我觉得我们仅仅是刚刚开始。

改革开放之后，国家把我们的学子送出去，融入了国际大家庭，我们现在知道了西医怎么做基础研究，学会了科学严谨的设计课题；西方的医学也逐渐在接纳更宏观、更哲学、更朴素的中医学体系。这几十年来，大家都进步了，我们这一批搞研究的人，无论是基础还是临床，都真正融入国际大家庭里头去，大家讲一样的语言，写一样的文字，开始同频共振，彼此在接纳和了解。在中国的西医领域，从科研成果发表情况来看，与西方的差距在飞快地缩小。像我们实验室有几百人在做科研，去年发表了150篇SCI论文，10分以上SCI论文发了18篇，基本上我们现在保持着两天发表一篇普通SCI、5天一篇5分以上SCI、半个月一篇10分SCI的速度，飞快地产出科研成果。但是在这方面，中医和国际的差距就更大一些。我觉得中医的国际化之所以还有差距，和中医人对西方科研评价体系持排斥态度有关。或者说，他们自己可能都对中医药不自信，不敢接受西医体系评价指标的检验，害怕产出阴性结果。所以他们在进行研究时，总倾向于选择传统的中医方法，不敢踏出舒适圈。而之所以吴以岭院士取得这些成绩，我认为有很大的原因在于他对西医的接纳和对中医药的绝对自信。在这个靠证据说话的年代，中药需要经过严格的医药实验和统计学检验，这样才能排除那些在古代无法排除的多种混杂因素的影响，在国际上也才会有说服力。

所以中医药走向国际，要做的工作还有很多。首先我们要整理好自己的队伍，要多和国际交流，提高自己的科研水平，否则我们这些好东西只能被藏在家里，国际社也不会承认。我们要有这样的雄心壮志——"中医"不仅仅是中国医学，将来要变成"世界医学"，就像"西医"被称作"现代医学"一样，我们中国要能发展出一个现代第二医学，甚至不仅仅是医学，还要发展出现代医学哲学！所以我们不能老是说中医"住在中国"，这样它没法"长大"，也没法获得全球的助力。科学技术是全人类的，而不是哪个民族的，不能始终躲在民族这扇门后。当然，走向国际不代表把老一套都扔了，八纲辨证、脏腑辨证、阴阳学说……这些中医理论是很宝贵的，我们只需要在原本朴素的语言中充之以现代化的内容就可以了。

另外中医药要真正占领国际市场，现阶段必须按照西方的法则来证明它的疗效。当然我们也在做努力，尽量改变国外单一的评价模式。我在做杂志编委的时候，就时常跟外国人说，先别着急，不用急于让我们把这"黑匣子"讲清楚，因为太复杂了，可能几代人都讲不清楚。我们先看疗效，看有没有不良反应，看这是好东西还是坏东西，它的有益作用大还是有害作用大。如果它是个好东西，那我们先拿来治病，道理慢慢讲，让患者先获益。我们先争取达到这一步，让国际所有医院的药房里除了西药以外，还有中药能用。但即便是这样，也有很多人做不到。目前真正在我们国家搞循证医学的专家还是太少了，对于用现代方法检验中药——包括临床和基础的方法——在目前国内是有争议的，有些人还有一些负面的观点，认为搞循证医学是死路一条，"这些西医把中医搞成循证医学，把我们老祖宗的好东西出卖了，把我们的家底都给破坏了"等。但这些观点不妨碍我还是认为守正也得创新，守正更得创新，会念经远远不够，还要会念现代化的经。只守正了不行，你那个经要念得现代化才行。

访谈人： 刚才我们说到了中医药走向国际。现在国家出台的政策是大力推动中医药的传承创新发展，您觉得"传承"和"国际化"之间有没有矛盾之处？又该如何使用现代科研手段弥合古老理论和国际化语境之间的矛盾？在中医药的发展中，恪守国学与对接前沿中如何实现平衡，如何客观扬弃？

张运："传承"和"国际化"之间有困难，要努力，但不矛盾。我刚才也说到了，守正的同时，必须要创新。对于如何搭建二者之间桥梁，就我个人经验来看，以岭药业就一直做得挺不错，可以作为一个参考。以岭药业生产的药，都是从传统中医理论来的，没有传统理论的支持，就不会有这些理论指导下的药物；没有脉络学说，就不会有通心络。

而我们这些纯西医，对中医药有深入了解之后，其实也发现中药很有意思。像通心络，一开始我们西医以为就是一个治疗动脉硬化的药物，后来我们发现不光是动脉硬化，它居然还能治别的病，比如哮喘。因为以脉络理论来说，通心络的药效并不局限于西医上的某个特定疾病，而是覆盖整个脉络系统。脉络除了有血脉，还有气络，而哮喘正是与气络有关系的。这个所谓的"气"不是西医上说的生气的"气"，目前我认为它就是一种神经内分泌调节网络。通心络作用于这个网络，所以它不仅可以缓解冠脉痉挛，还可以缓解支气管痉挛，有全身性的作用。这个现象西医最初解释不了，不明白为什么一个药可以从血管跑到了气管，跨系统起效。这就是传统理论的魅力啊，一种中药对全身可能有帮助，这些观点和理论西医要向我们好好学习。

至于中医药走向国际，我们完全可以慢慢来。首先使用循证医学的手段，证明哪个药对什么病有效，然后慢慢地扩大这个中药的普适性。中医上有"一药多治"的观点，从"眼见为实"入手，从实践入手，慢慢向理论层面渗透，渐渐让中医药得到全世界的认可。这不是一件容易的事，但并不矛盾，只要我们把工作做扎实、做到位，我相信会越来越好的。

体验 AR 经络人

加强人才培养和医院建设

访谈人：张院士，说到传承，就不能不提到人才培养。您之前说过，要关爱年轻人，尤其是博士毕业后的3年，是人才培养最重要的阶段。那您对于中医药人才的培养有没有什么意见和建议呢？

张运：关于人才培养，我觉得要加强中医药的研究型人才建设。

第一是要因材施教，加强研究生教育，但不能搞"一刀切"。现在无论中医西医，本科院校毕业以后，大部分毕业生还是要成为一线医生，到一线为老百姓服务。但由于现在的招聘制度等限制，"研究生"似乎成了医学生的一个硬指标，大量的本科毕业生一窝蜂地涌入科研，这种现象实际上从科学的角度来说未必有好处。科研工作是有特殊性的，还是应该由真正具有科研思维、适合这一行的人去做。我培养了100多个博士生，其中真正有火花迸发式科研思维的只占了少部分。中医也同样，想要产生创新性的成果，就要在研究生培养上下功夫，培养出"高精尖"型的人才。

二是重视博士后教育。跟美国重视博士后培养相比，我们国家更重视博士生教育。但从培养体系来说，"博士生培养"还是一个学习的过程，而真正独立起搞科研的应该是博士后，所以美国的高影响力论文都来自博士后，很少来自博士生。中国恰恰相反，这是为什么？为什么我们的博士后出成果慢？我认为

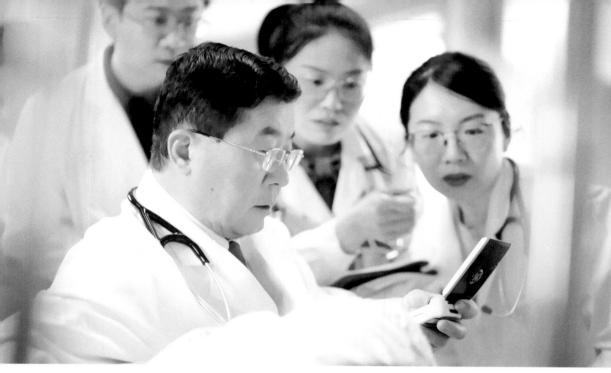

❖ 张运院士临床带教

这和我国博士后待遇提不上去有很大关系。在博士毕业的年龄，面临结婚生子、成家立业、房贷车贷等经济压力，如果博士后的待遇跟不上，人才很容易因为个人原因流失去其他领域。

所以我说过一句话："博士毕业后 3 年是人生最危险的时刻。"有些人觉得我危言耸听，但其实不然。我认为，在这几年内培养一个好的博士后或者年轻的科研人才，比评出一个长江学者都重要。科研最好的年龄在 30 ～ 35 岁，这几年是最好的创新阶段。如果在这个阶段，本应用于科学研究的最旺盛的精力一下子转移到家庭、生活和工作，而且是不堪重负的状态，人生中最美好、最辉煌的创新阶段就很快消失了，自己的科研兴趣随之磨灭。几年一晃就过去了，而思维的火花再也回不来。

意识到这样的情况，这些年我们国内开始逐渐学习美国的经验，诸如华西医院、协和医院等大医院带头，大力推进博士后教育，给优秀的博士后提供非常高的待遇，华西最高开出 80 万的年薪，甚至比教授还高好几倍。虽然有 3 年高强度的科研工作，但待遇

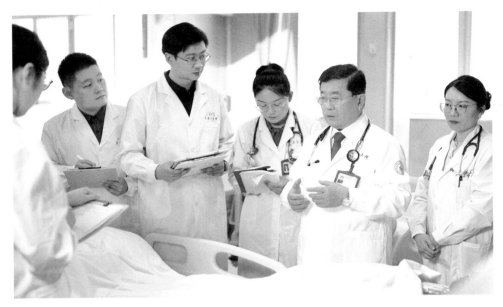

❖ 张运院士教学查房

足以使他经济自立，从而咬紧牙关，克服困境，把他最好的几年青春时光贡献给科研，从而为医药的创新发展提供源源不断的后备军。所以大家一定要关心、关爱博士刚毕业几年内的年轻人。

另外就是西医对中医知识的学习也要加强。很多西医院校虽然在大学期间也会开设少量中医药课程，但水平仅仅达到了"扫盲"的层次，只一个概貌。其实上大学时可能不了解，但参加工作实践以后才知道中医药的知识其实非常重要。所以济南市已经开设了网上的"西学中"课程，大家可以自愿报名学习。另外"西学中"不光是要学中医的基础理论，还应该学习中医、中西医结合好的科研案例，这对于启发研究思路可能有好处。

访谈人：张院士，您所在的齐鲁医院是山东大学的直属附属医院、山东大学

张运：我们国家大学的附属医院，我把它们分成综合型医院、专科型医院和研究型医院，我是觉得这是大学医院要走的三部曲。任

第一临床学院，还是首批委省共建国家区域医疗中心（综合类）牵头和主体建设单位、国家区域医疗中心建设输出医院。您曾经在天津中医药大学第一附属医院的学科建设与发展论坛上，谈到了大学医院发展应寻求的路线，您能给大家谈谈您的理解和经验吗？

何医院起步的时候要挣钱、要养活职工、要社区服务，所以它一定是得先从综合型医院开始，学科水平可以都不高，但是要有。在这个基础之上，随着大家不断竞争，一定会出现第二步——专科型医院。医院必须有某些特色，某些学科必须要强于其他医院，在全国独树一帜，在国内处于领先地位，这样才能吸引全国的患者慕名而来。第三步，当特色专科越来越多的时候，如果想在全世界占领一席之地，必须是向研究型医院转型。研究型医院不是说大家都搞科研不看病，而是指整个医院都要有创新性思维，包括领导班子，他的医院管理必须是研究型的管理，敢于走世界没有走的道路，敢于创自己独特的道路。因此各个学科都要实现从"跟别人走"到"别人跟我走"这种转化，必须有很多个"第一"才行，这样人家才能都跟你走。

齐鲁医院成立130年来，我们始终坚持这种思维。比如在齐鲁医院获得的10项国家奖中，7项是心内科的，这就是我们的优势，我们一直朝着这种思维去努力，不满足现状，不因一点小口碑就沾沾自喜，而是不断向世界最高水平看齐。始终这么想，你就会不断地扩展自己、提高自己。

总结起来就是说，要以临床、教学和科研为3项基本职能，以学科建设和发展作为生命力，扩展国内外学术交流，逐步实现由综合型医院向研究型医院转变的目标。

访谈人：

张院士，除了中医药的临床诊疗价值之外，中医的文化属性和价值也一直被大众津津乐道。您作为一位热爱哲学和传统文化的西医工作者，您是怎么看待中医药的传统文化价值呢？

张运：中医药是从传统文化里脱胎而出，所以它是医学，也是文化。中医里贯穿了我国传统文化的思想，譬如阴阳五行、相生相克，这些都不单是中医概念，而是我们的传统哲学思想。所以我觉得要真正了解中医，就一定要好好学习中国的文化和历史。这部分其实我们做得都还不够，存在近代史学得多、古代史学得少的情况。对于文化乃至哲学，除了相关院系，其他院系很少有开设普及课程的。这样其实不对，等到参加工作了，发现哲学和文化的重要性了，再回过头来学习，往往受制于现实工作的繁忙和压力，难以学深学透，对于中医理论中蕴含的古人的辩证思维只能流于皮毛，难以深入骨髓。

当然，中医文化想要传播，也要适应现代社会的特点，要多组织整理中医古文译成白话解，摆脱古文的晦涩，以科普的形式多去普及，要让人人都看得懂，甚至孩子都能看得懂。一定要让大家知道中医药的文化魅力，而不是只知道中医能治病。只知道通心络能治动脉粥样硬化，而不知道通心络背后的脉络学说，这是很可惜的。

上面是对于群众层面的要求。对待中医药从业者，我认为对其古代文化和历史的要求要更高，古文功底一定得好。我曾经去拜会《周易》研究的领军人物刘大钧先生，老先生晚年致力于让现代白话文也能重现古文的精致和简洁。他经常抄写一篇宋朝的短文，用现代汉语重新描述后，再努力压缩至宋朝相同的篇幅。这种对于古文和现代文融会贯通的能力，中医从业者也要能达到。好好学习古文，做到对中医古典医籍信手拈来。

中医药在健康领域大有可为

访谈人：社会上一直有种声音，否定中医药的文化价值，鼓吹中医药无用论，说中医是"伪科学"；还有部分声音，将中医与医疗专业活动隔离，过度且片面地强调中医的保健作用，忽视了其在疾病诊疗中的特色价值。在您的专业领域，心血管疾病有很多急病，社会上也有人认为，中医是"慢郎中"，治不了急病……关于上述对中医药的不同声音，您如何解析，又有何建议？

张运：先说"慢郎中"的问题。我认为无论中医西医，都会有慢有快，重点不在于哪个快、哪个慢，而在于面对具体问题的时候哪个有效、哪个好。我举个例子来说明。我是做心血管疾病的，心血管疾病发病太急了，比如说心脏骤停，给我们的黄金治疗时间床只有短短4～5分钟，大脑对于缺血缺氧太敏感了，5分钟过后脑死亡，谁也救不过来了。所以一旦心脏骤停，赶快除颤，这是全世界公认最好的办法。因此，机场、地铁站等人流密集场所都会有除颤仪，老百姓也接受了除颤培训。面对这种急病，其他的治疗手段都可以算是"慢郎中"，只有现代科学设备是最快的。在其他情况下，中医也可以很快，比如心绞痛急性发作的时候，我们就可以服丹参滴丸，起效的时间和硝酸甘油相差无几。有很多人甚至更倾向于使用丹参滴丸，因为没有硝酸甘油易致头痛的不良反应。中药并不是说一定慢条斯理，它的药效也可以很急很快，例如在治疗发烧感冒的时候，连花清瘟其中的挥发油成分可以立即改善上呼吸道的症状，而西药的药效就慢得多。所以根本没有绝对的"快和慢"。

再来说说社会中那些否定的中医的看法。我觉得对待这些声音，要一分为二来看。其中当然有一部分就是来找茬抬杠的，这种我们可以不予理会，但另一些认为中医不够严谨的声音，不能直接就把他们定义成"反对中医""不懂文化"，我们要严肃对待，分析这背后的原因。一方面是我们过去对中医研究不重视，都是凭临床个案来评价疗效，今天治好一个患者、明天治好一个患者……都是个案报告。个案当然也很重要，但是在现代医学看起来已经非常苍白了。20世纪80年代以前西医也是这个样的，有句俗话叫"谁治得好就看谁的胡子长"，完全的经验主义。但临床的情况太复杂了，患者的年龄、性别、生活习惯、病情轻重、合并症问题……这些干扰因素都不排除，临床疗效如何比较？但20世纪80年代我们有了随机对照试验（randomized controlled trial，RCT）了，RCT的原则就是一组用安慰剂，一组用受试药，试验组间除了治疗方案（药物）这一个变量之外，其他的干扰因素全部通过随机分组的方式加以抵消，这样的结果就有说服力。

RCT为什么重要？因为同一个药物，个案研究和RCT甚至会出现截然不同的结果。早年我们对一个治疗室性早搏的药物开展试验，治疗心律失常，因为控制了早搏一定会带来很大的临床获益。结果做了临床试验大吃一惊，用药的人反而病情更重。后来发现这个药很多时候抑制的早搏是良性的，却可能导致恶性心律失常——这个药本身就有问题！类似例子非常多，很多时候都颠覆了我们的认知。一个药物，可能从理论到实验室都完美无缺，但通过不了RCT的检验，这就是随机临床试验的魅力。

所以为什么网上对中医药有非议和微词？因为很多中药没有经过循证医学的检验。很多新药上市了，却没有经过RCT的检验，拿不出国际上认可的循证医学证据。所以我说，RCT不仅是中医药走向国际所必需的，也是"救中医的命"所必需的。现在大家的文化水平越来越高，网上信息知识越来越多，一切清晰透明，所以是"唬"

不住人的。

像新冠疫情期间，大家对治疗新冠的药物颇有议论，也是因为在特殊的背景下，3 年内几乎没有一家企业有能力、有时间去做一项有效的随机临床试验，当时的伦理情况也不允许。仅仅在方舱做了吃中药和吃西药的对比，这个说服力就有些弱。听说最近已经在完善相应的试验，结果也非常好，相信有了 RCT 的结果，证据确凿，就能够消灭网上那些质疑的声音。总归还是要做好自己的事，去找证据、去创新，身正不怕影子歪。

访谈人：现在是大健康的时代，除了治病，国家同时也强调增强国民体质，防病于未然的理念。在日常生活里的保健"纠偏"也是非常重要的降低发病率的方式。您是怎么看待中医药"治未病"及其在中国大健康产业发展道路中的价值？

张运：中医说"上医治未病"，这个我非常认同，无论什么疾病，预防都是最重要的，光从疾病末端入手，头绪会越来越多。从健康的生活方式入手，才能从源头上"解决"疾病。对于"治未病""纠偏"，中医有很多自己的方法，非常擅长。比如说辟谷疗法，我的夫人是中医，她很早就在我们家里推行，结果我父母是西医，他们不信，但她的父母相信，大概从 70 岁开始执行，非常明显地降低了体重、改善了糖尿病。

我最初也不信，但这些年我也开始进行了，早饭、午饭都不吃了，平均两天吃一顿晚饭。一年下来，我体重从 81kg 减到 74kg，很多身体指标都好转了。但我那时候心里还嘀咕，这疗法有根据吗？现在逐渐找到根据了，国际上现在研究得非常热的 intermittent fasting（间歇性断食）疗法，发现所谓"辟谷"的小鼠端粒酶长度增加，各种代谢产物炎症都减轻，寿命增加。

古人当然不知道这些实验，但他们明白同样的道理。进食过多本身就是一种炎症，现在的实验基础和数据也证实了一级预防的好处。所以古老的辟谷疗法现在在全世界的盛行，在治疗代谢综合征、动脉粥样硬化等疾病方面非常有效，甚至比吃药还管用。这就是一个预防的例子。

中医药在大健康领域应该说大有可为。我虽然不懂经济，但在大健康产业中，中医药可以通过推广健康生活方式，推广中医药饮品、食品等，作出自己的贡献，因为中医药产品本身就带有治疗学的意义，应该努力去推动。

访谈人： 张院士，从访谈中我们了解到，您和吴以岭院士合作了20年，可以说在科研合作之余，也成了很好的朋友。那除了吴以岭院士之外，您还和中医药领域的其他专家有合作吗？

张运： 我合作的中医药领域专家和企业有很多，不光是以岭药业一家。我们现在和天士力合作，研究用复方丹参滴丸来改善微循环。我认为用中药来改善微循环，可能是一个研究中药的抓手，很多中药都能很好地改善微循环。

另外，最近我们在领导山东省资助的一项全国多中心临床试验项目。这个项目是首次把"辨证"和"辨病"结合来设计和进行临床试验。因为以往我们临床试验都是西医的病、中医的药，没有辨证的因素在里头，基本上是把中药拿来做西医临床试验，但是现在我们要求辨证。我们将心肌梗死患者分成两大组，一组是实证，一组是虚证，靠什么来分组呢？靠脉象和舌诊。在这个过程中，陈可冀院士团队、张伯礼院士团队和广州中医药大学的张敏洲教授团队给了我们很多指导和帮助，帮我们做了试验设计。在辨证以后随机分成两组，一组用安慰剂，一组用中药，虚证用的是芪参益气滴丸，实证用的是瓜蒌片。可以说，我的工作一直得到了很多中医药院士和专家的帮助。我们这个中国首次病证结合试验的结果如何，请大家拭目以待。

　　访谈人：感谢您今天接受我们的访谈。听了您的讲述，我们从中学习到了很多，并且备受鼓舞。您对于中医药的看法和建议，对中医药从业者和爱好者也是极大的勉励。我们希望未来您和中医药领域能有更好的合作。再次感谢您的分享，祝您身体健康，工作顺利！

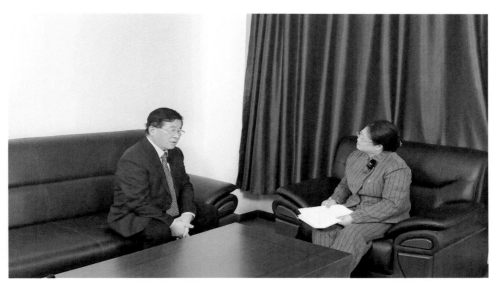

❖ 张运院士接受《西医大家话中医》项目组访谈

（张立军　阚晓溪　唐远清　隋文海）

中西结合，多元互补，共筑护"心"长城。

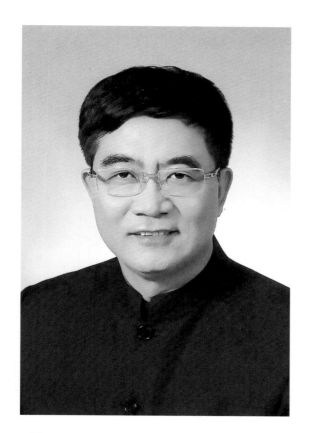

葛均波

内科心血管病学专家
中国科学院院士

领衔历时 10 年的麝香保心丸循
证研究，加速中医药国际化。

大家简介

葛均波，中国科学院院士（2011 年当选我国内科心血管病领域第一位中国科学院院士），国际著名心血管病专家，长江学者特聘教授。现任复旦大学附属中山医院心内科主任、教授，国家放射与治疗临床医学中心主任，上海市心血管病研究所所长，复旦大学生物医学研究院院长，中国医师协会心血管内科医师分会会长，中国心血管健康联盟主席，世界心脏联盟常务理事，美国哥伦比亚大学客座教授。曾任中华医学会心血管病分会主任委员，美国心脏病学会国际顾问，亚太介入心脏病学会主席。先后荣获全国先进工作者、白求恩奖章、中国医师奖、中源协和生命医学奖、树兰医学奖、世界杰出华人医师霍英东奖。担任 Cardiology Plus 主编、International Journal of Cardiology 副主编、Herz 副主编。共发表 SCI 收录的通讯作者论文 506 篇，主编英文专著 1 部、中文专著 21 部，主编的《内科学（第 9 版）》于 2021 年获全国教材建设一等奖。作为第一完成人获得国家科技进步二等奖、国家技术发明奖二等奖、上海市科技功臣奖、上海市科技进步奖一等奖、上海市技术发明奖一等奖、教育部科技进步一等奖等科技奖项 16 项。

葛均波院士长期致力于推动我国重大心血管疾病诊疗技术的革新和成果转化，在冠状动脉（冠脉）腔内影像诊断、复杂介入诊疗技术创新、新型器械研发和心血管危重症救治体系建立等方面，开展了卓有成效的研究工作。他在冠状动脉腔内影像诊断领域，首次发现冠脉心肌桥的血管内超声（IVUS）特征性"半月现象"，使其检出率由冠脉造影的不足5%提高至95%以上，已成为心肌桥诊断的金标准。他在复杂冠脉病变介入治疗领域，针对该领域有待攻克的"最后堡垒"——冠脉慢性完全闭塞病变（CTO），为解决传统术式开通率较低的问题，首创"逆向导丝技术"及其系列辅助技术，使介入手术成功率提升至90%以上，目前已成为CTO

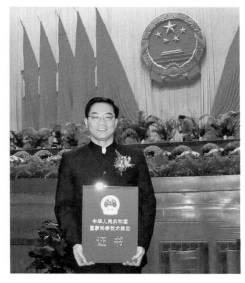

❖ 葛均波院士团队喜获国家科技进步二等奖

介入治疗的三大常规术式之一。他在新型冠脉支架研发领域，针对传统冠脉支架内血栓发生的关键环节，主持创制我国首枚"可降解涂层支架"和"生物可吸收支架"，国际原创"三氧化二砷药物支架"，显著降低致死性支架内血栓风险，实现我国冠脉介入产品自主研发的重大突破。他在高危心脏瓣膜疾病治疗领域，打破外科手术禁区，在国内率先开展"经皮二尖瓣夹合术"，首创"经心尖二尖瓣夹合术式"和微创器械ValveClamp，显著提高手术效率和成功率，实现我国心脏瓣膜微创技术和产品创新的重要突破。他倡导并推动我国重大心血管疾病救治体系建设，倡导建立"中国胸痛中心""中国房颤中心"等，推动国家救治网络建设；推行急性心肌梗死急诊介入"绿色通道"救治理念20年，为当前我国胸痛中心建设提供模式借鉴。

葛均波院士领衔历时10年的麝香保心丸循证研究，最终证实了中医药治疗稳定型冠心病安全有效。该项研究作为国内首次以心、脑血管事件作为主要研究终点的中医药临床有效性研究，用循证医学证实了中医药的疗效与安全性，对中医药走向国际具有划时代的意义。

从"麝香保心"结缘中医药

访谈人：葛院士您好！最近出现了大面积的新冠病毒感染，我们大家也都"阳"过了。随着感染人数增加，心肌炎、心律失常等心脏方面的并发症、后遗症很受大众的关注，医院的患者很多，网上各种讨论也很多，您是心内科的西医专家，对中医也有很研究，您如何看待这种现象？

葛均波：新冠疫情刚刚暴发的时候，我就申请过要去前线抗疫，没有被批准，因为那时一般还是认为"新冠"是一个呼吸科的疾病，而我们是心内科。但是新冠疫情持续了好几年，现在看来，其实它是一个涉及全身的疾病，所以我们现在不叫"新冠肺炎"，而叫"新冠感染"。

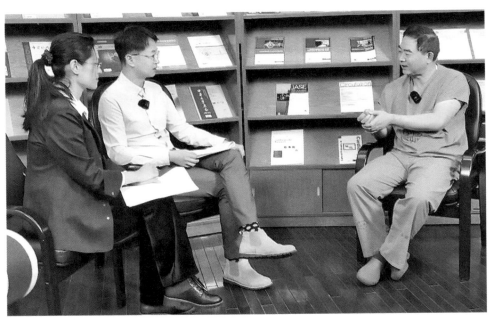

❖ 葛均波院士接受《西医大家话中医》项目组访谈

现在的医学教材，把一个人分为呼吸系统、消化系统、循环系统等，把系统分成器官，像气管、支气管、肺泡，把这些器官再分成组织，组织再往下分，越分越细。这样很容易导致的结果是，哪个地方出问题了，我就治哪个地方，这就形成了头痛医头、脚痛医脚的思路。其实人生病不是这样生的，中医理论讲整体观念，人就是一个整体，有时候看起来是表现为头的症状，其实不仅是头的毛病，而是牵扯很多方面，比较复杂。

我举个例子，现在脑卒中，也就是中风，患者很多，得了中风去哪个科看病？一般来说，要去神经科。中风就是神经科的病吗？可以说是，因为在头部。但它不仅是神经科的病，因为中风是头部的血管出问题，不是神经细胞出问题。这些年，我们做的神经介入取栓，其实是针对血管去治疗。再比如说"新冠"，看起来是一个呼吸道传染疾病，其实它是累及全身的，很多患者有并发的心肌

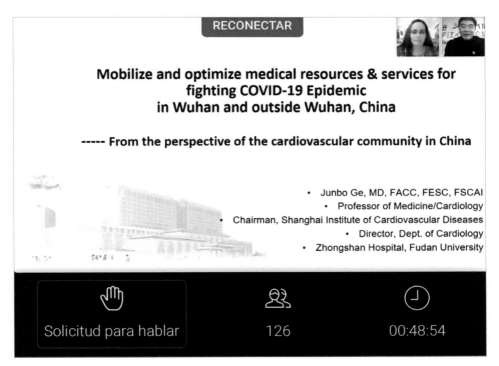

❖ 葛均波院士在多米尼加共和国全球抗疫交流会上发言

炎、心律失常非常严重，需要心内科的专业介入治疗。我也远程会诊过一些患者，有个患者在感染新冠时发生了心肌梗死，从他的化验指标上可以看出，他的凝血指标很高，同时炎症因子很高，所以治疗新冠，在考虑到用呼吸机改善血氧的同时，也必须考虑到充分抗炎，保护心肌。经过心内科医生的专业干预，后来这个患者的转归还是比较好的。

所以说，通过这些事情，我们应该想到，做医生不仅要弄通自己专业，还要对其他科的知识都有一定了解，要有全科意识。实际上要真正治好病，就是应该把一个人作为一个整体去看待，而不是分段去看，这种"整体观"是传统中医理论的思维优势。

访谈人：您对中医"整体观"认识很深刻、评价也很高。令我们非常好奇的是，您作为一位科班出身、成就非凡的西医专家，是如何与中医结缘的？

葛均波：我是山东五莲人，小时候调皮摔了跟头，结果左胳膊断了，在当地医院接受了一番治疗后，3个月还不见好。其实在骨折后1个月就拆掉了石膏，当时手能动但是没办法把食物送到自己嘴里，眼看着手臂功能受限、不能正常生活，我的母亲非常着急。后来，我们去隔壁县求医

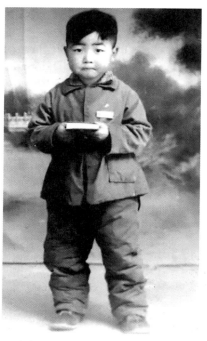

❖ 童年时期的葛均波院士

问药，那里的老中医给我服了一剂草药，在手臂上"排摸"着，忽然"嘎吱"一下推了一把，就这一招，胳膊恢复正常功能了。其实就是骨折加脱臼，但当时有所耽搁，所以到现在我的左手臂还不能完全伸直。

扫码聆听葛均波院士导师陈灏珠教授与中医的不解之缘

就是因为小时候受伤这次经历，我有了要做医生的心，当时对中医还是非常有好感的，因为中医大夫给我治好了胳膊。另外就是小时候我酷爱金庸的武侠小说，尤其喜爱乔峰，我自己也练武，小说中有很多中华传统文化的内容，也有很多中医内容，这些都很让我着迷。

后来"文革"结束恢复高考，我考上了青岛医科大学，自此走上学医路。我不是专门学中医的，但在上大学的时候，上过两个学期的中医课，我当时是中医课代表，对中医还是非常感兴趣的。那时老师要求我们记中药方，很多药非常容易混，不好记，我们就把药

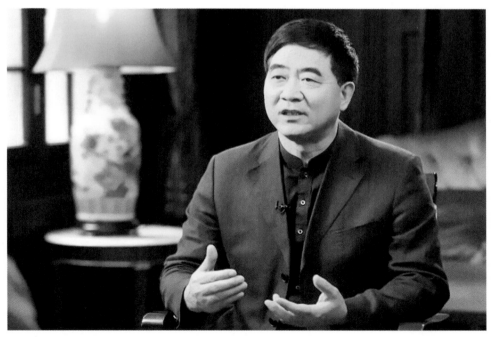

❖ 葛均波院士参加上海电视台可凡倾听节目"仁心仁术，侠医风范，对话心血管病学家葛均波院士"

方编成歌来唱，很容易就记住了，也不觉得枯燥了。但大学毕业以后，我并没有马上从事跟中医相关的工作。

后来我到山东医科大学读硕士，毕业后又到上海医科大学（现复旦大学上海医学院）心内科读博士，其间被派往德国美因兹大学医学院攻读医学博士学位，回国后做了心内科大夫。

我比较喜欢琢磨事，白天遇到的医学问题，晚上睡不着我就琢磨，比如糖尿病可以引起脑卒中即脑中风，甚至引起心肌梗死、心衰，就是会损伤血管，有些严重的糖尿病足实际上是小血管出了问题，既然是小血管存在问题，四肢都是一样的，为什么因糖尿病而截肢的多是下肢呢？糖尿病患者的手为什么不会坏死？晚上想到一些研究思路，我就会记在纸上，找机会再去做专门研究。

我跟中医真正结缘也是因为这种思考的习惯。我当时在临床上见到很多医生给心脏病患者开中成药麝香保心丸，很多患者反馈效果很好，我就想麝香保心丸有效的程度是多少呢？是所有心脏病

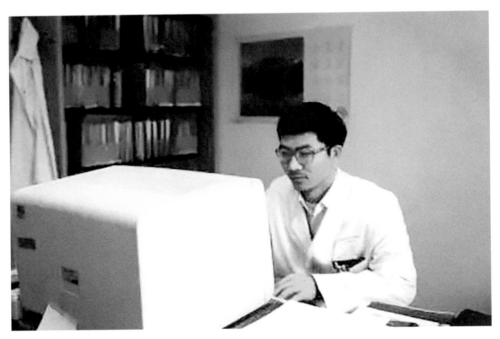

❖ 在德国学习期间的葛均波

患者都能吃，还是只适合一类患者？而且麝香保心丸还有很多特殊的地方，它不仅能治心脏病，还能治腰痛，我自己腰痛吃了麝香保心丸，症状就明显缓解了。这些都引发了我极大的好奇，我很想深入地研究一下这个药，我想如果证明这个药确实有效，就应该在临床上大力推广。也是几经研讨，关于这个药的研究设计逐渐就成形了，一干就是 10 年，也取得了很好的成果。这项研究让我对这个中成药有了比较深刻的理解，当然也让大家认识到了它的价值。

访谈人：关于麝香保心丸的这项循证研究，影响非常大，它历时 10 年、覆盖 22 个省（自治区、直辖市），请您详细介绍一下这项研究。开展这项研究过程中曾遇到过什么困难吗？是怎么解决的？

葛均波：麝香保心丸是心内科临床非常常用的一个中成药，它是 20 世纪 80 年代由复旦大学附属华山医院戴瑞鸿教授带领专家团队根据古籍名著《太平惠民和剂局方》中的苏合香丸化裁出的小处方，组成里君药是人工麝香，臣药是人参提取物、苏合香，佐药是人工牛黄、肉桂，使药是冰片，临床用来改善心肌缺血、心绞痛效果很好。一般来说，只要临床上实践确实有效，它就一定有道理，只是有时这个道理需要探索。我有一次开会时和戴瑞鸿教授、范文辉教授一起讨论，谈到应该用现代科学的方法试图去阐释它的作用机制。实际上，关于麝香保心丸的研究以前也有，大多是几百个患者的临床研究，规模比较小，结果都是 90% 以上有效。

虽然有这样一些阳性成果，但我觉得不能武断地说有效，因为要认真做好一个研究，必须严格按照随机临床试验的标准来。有的时

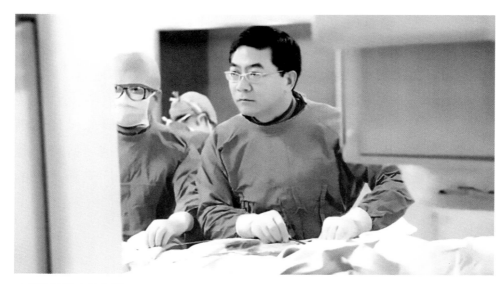

❖ 葛均波院士工作照

候，人生了病不舒服，用一些安慰剂，他也会觉得好多了，所以要设一个安慰剂对照组。这就遇到一个难题，中成药从外形到气味都比较独特，患者一下子就能认出来，安慰剂不好做。后来想了一些办法，尽量把药和安慰剂做得很像，算是解决了这个问题。

参与这个研究的有 97 家医院，都是全国各地的大医院，学术水平都很高，我们也请了很多专家来论证这个研究思路，以确保其科学性。我们设计的是一个前瞻性的随机双盲对照临床试验。为了客观公正，设计了非常严格的入组标准，病情非常重的患者不能入，因为万一被分到对照组，会影响患者治疗；病情非常轻的患者也不能入，因为病太轻，对照不明显。选定的患者要进行抽签，抽到黑签，就吃一号药，抽到白签，就吃二号药。得到的结果由第三方，就是不了解用药情况的一方来分析。

为什么要 97 家医院联合开展这一研究呢？因为在一个医院做一个中心的临床研究，完全有可能出现设计与治疗的偏差，而当这项研究规模足够大，涵盖了全国 22 个省、直辖市、自治区的近 100 家医院时，即使有一些研究者本身造成的偏差也会被抵消，这就是前瞻性多中心随机对照研究的魅力所在。一旦开展这样严谨而大规模的研究，以此得出的医学证据就很可靠，甚至可能被写在未来的专家共识、临床指南中，以指导临床治疗。当然做这样一个前瞻性随机对照研究要花大量的人力物力，参与这项研究的工作人员都非常辛苦，仅随访这一项工作就非常难，因为时间很长。

研究一共做了 9 年多，公布结果的时候接近 10 年了，最后统计了 2673 例患者。其实追踪过的病例比这还要多，随访过程中会脱落一些。我们是确实想看看到底有没有效，能不能改善症状、提高生活质量。最后的结果是非常理想的，说明麝香保心丸确有疗效。

具体的结果：①服用 24 个月时，心血管不良事件（MACE）发生率较安慰剂组降低 26.9%；②应用于女性亚组和 BMI < 24kg/m² 亚组人群，可显著降低 MACE 发生风险；③长期服用，肝肾功能及代谢相关不良事件发生率与安慰剂组相当。

之所以说这个研究非常成功，是因为以下 3 个原因：第一，这是一个大规模的多中心、随机、双盲、安慰剂平行对照的中医药临床研

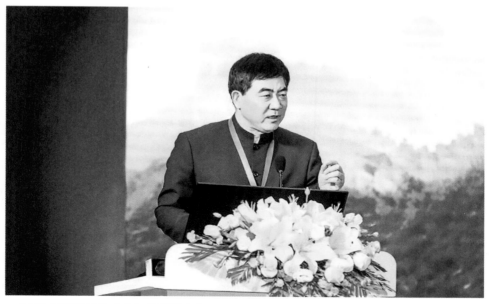

❖ 2022 年葛均波院士参加麝香保心丸 MUST 研究结果新闻发布会

究，非常符合国际规范；第二，以心、脑血管事件作为主要研究终点的中医药临床有效性研究，这在国内是首次；第三，这是一个与安慰剂对照、随访 24 个月的中医药临床安全性研究，尤其证明了中医药的安全性优势。因为这项大型临床试验的助力，由跨学科的 198 位专家共同讨论修订编制的《麝香保心丸治疗冠心病专家共识》于 2022 年正式发布，这对于麝香保心丸这个中成药在临床的广泛运用有很重要的推动作用。

在中医药领域，一个前瞻性多中心双盲随机对照研究结果的公布，其实无论是阳性还是阴性，都会为未来中医药走向国际开一个好头。这项研究有一个代称叫 MUST，这个名字是怎么来的呢？是取麝香保心丸中重要成分"麝香"Musk、"稳定性"Stable、"临床研究"Trial 3 个英文词汇中的字母组合而成，MUST 中文意为"必定"，也表达了我们研究者对体现中医药特色优势和科学原理的高水平临床研究势在必行的决心，也是科学探究必将加持中医药自信的一种宣示。这项研究的结果是阳性，最终证实了中医药治疗稳定型冠心

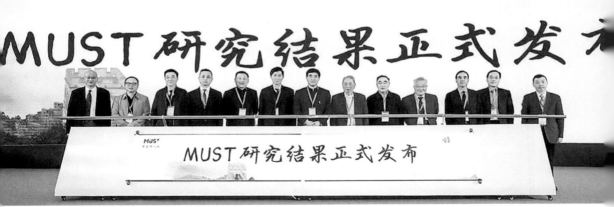

❖ 葛均波院士参加 MUST 研究结果正式发布仪式

病安全有效，这非常令人振奋，很多中医专家看到了这样一个非常好的例子，他们也会试图去做关于其他中药的类似研究，这是非常有意义的。

　　我们国家鼓励中西医结合发展，倡导中医药走向世界。我认为中医药国际化之路要走得好，首先得让西医专家能够接受中医药的概念、切实看到其疗效。而 MUST 研究结果的公布是用循证医学证实了中医药的疗效与安全性，对中医药走向国际具有划时代的意义。希望以后这样阐明中医药疗效、机制的研究成果越来越多，有经得起检验的科学证据，中医药才能更好地被全世界所认知，才能更好地在世界范围内惠及民生。

中西医的不同与协同

访谈人：基于您多年的临床经验与这种非常专业的循证研究，您觉得中医药治疗疾病的优势体现在哪些方面？

葛均波：随着临床医学的发展，很多治疗理念也都在变化。比如对于稳定型冠心病，目前临床上相比于介入治疗，内科保守治疗更受重视，治疗重心被放在了改善患者生活质量，让患者能够有尊严地回归家庭与社会生活。怎么满足患者的这一需求呢？通过临床试验发现，麝香保心丸有保护血管内皮作用，可预防心血管事件的再发生，这就是中医药治疗心脏疾病的优势所在。

中药与西药有很大不同，西药靶向作用于某个受体或通道，可能用药效果立竿见影，而中药的成分很复杂、作用机制也很复杂，它是通过多靶点起效的，所以中药治病是将人整体调整到健康的道路上，可能起效没有那么快，但是随访时间越久，中医药的效果越明显。

还是拿麝香保心丸举例子。麝香保心丸的主要成分为人工麝香、人参提取物、人工牛黄、肉桂、苏合香、蟾酥和冰片。其中麝香能降低血压与心率，从而降低心脏对氧气的消耗；人参总皂苷、苏合香脂能增加心肌耐缺氧的能力，降低心肌耗氧，增加冠状动脉血流量；牛黄能增强心肌收缩力；肉桂能增加冠状动脉血流量；蟾酥能增强心肌收缩力；冰片则能增加冠状动脉血流量，提高心肌耐缺氧能力。根据《麝香保心丸治疗冠心病心绞痛中国专家共识》，这个药主要用于气滞血瘀所致的胸痹，症见心前区疼痛、固定不移，以及心肌缺血所致的心绞痛、心肌梗死见上述症状者。麝香保心丸具有芳香温通、益气强心的功效。冠心病心绞痛发作时，舌下含服可以迅速缓解胸闷胸痛的症状，坚持长期服用，还可以预防心绞痛、心肌梗死的复发。

实际上，麝香保心丸当初的研发目的主要是快速缓解心绞痛，是对宋代的苏合香丸进行进一步优化后研制出的急救药。但经过40年的临床应用，其效果有目共睹，不再局限于急救用药，稳定型冠心病患者也可考虑长期服用麝香保心丸以预防心绞痛的发作，甚至改善预后。而且麝香保心丸对血管内皮也有很好的保护作用，还能够促进缺血性血管的新生，长期服用有很多生物学效应。

所以说，中医药治病的最大优势，一方面是整体治疗，它不是单一靶点的，不是仅能解决单一问题；另一方面，它不仅能治病、能应急，更重要的是它能起到养的作用，通过长期整体调养，达到改善症状、提升生活质量的目的。

访谈人：如您所说，中医药对于临床有这么大的优势，所以就更有研究价值了。对于如何发展中医药，习近平总书记强调，"积极推进中医药科研和创新，注重用现

葛均波：中医药传承了几千年，内容非常丰富，比如它有很多流派，温阳派、滋阴派都有自己的治病思路。但就是因为它的内容太丰富，思路很多，有时候它不容易跟西医结合。我觉得中医药要与现代科学和西医学结合、融合，互相促进发展，首先必须在同一个平台上对话。

只有在同一个平台上，对于一种病，中

代科学解读中医药学原理，推动传统中医药和现代科学相结合、相促进，推动中西医药相互补充、协调发展"。这是一个指导纲领，具体来说，您觉得应该怎么做才能"推动传统中医药和现代科学相结合、相促进，推动中西医药相互补充、协调发展"？

医用什么法子治，讲出它的作用机制来，西医用什么法子治，也讲出作用机制来。两方对话，看能得到什么启发，这才能彼此促进发展。中医的阴阳、五行、气血这些概念和西医很不一样，但中医、西医都是作用于人体，我认为站在人体生理、病理变化的角度，是可以对话的。当然，我们现在对于生命的理解还是处于初级阶段，有太多的未知了，但随着科技的进步，很多东西会变得越来越清晰。比如最近网上很火的 GPT 概念，就是非常先进的智能科技。以前，古人诊脉、看舌都是凭感觉、凭经验，未来通过人工智能、大数据等技术，舌苔、脉象能不能都定量呢？如果说中医、西医的指标全都数字化，这样更客观了，而且都在一个平台上了，更多的结合、融合工作也就会更容易开展。

最近程京院士用人工智能技术把一个中药方的君臣佐使关系做了深入分析，这就是很重要的技术创新。我觉得通过人工智能等高端技术，可以构建一个高水平的兼容并蓄的平台。中医的各个流派可以在这个平台上交流，中医、西医也可以在这个平台上对话，那么对于中医甚至整个医学的发展都是有利的。其实西医的治疗也可以借鉴君臣佐使的配伍思想，比如西医治疗心脏病，也讲究联合治疗，"金三角""四梁八柱""五朵金花""六脉神剑"都是讲联合用药、综合治疗的策略。比如一个药降低耗氧量，一个药改善心肌代谢，一个降低心肌损伤等，几种药配合起来使用，临床效果更好。

应该说，研究中药方的机制，比研究西药要难得多，因为一个方子里有好几味中药，每种中药又都是复合物，煎煮时药物之间互相发生作用，又会产生许多复合物、络合物等。用一个中药方来治病，到底是哪种成分发挥作用、哪种成分不发挥作用、发挥的是怎样的作用……问题有很多，所以说中医药治病被称为"黑箱"，解决这些问题需要非常复杂的研究，我认为随着科技的进步，我们可以不断引入新技术新方法来用于医学研究，建立统一的平台，中医药的作用机制会逐渐清晰，"黑箱"也会慢慢"变白"。

访谈人：您刚才谈到中医、西医有很大不同，在临床实践中，您会感受到这种不同带来的冲突吗？您如何去看待和应对这种不同？

葛均波：中西医的差异源于二者的理论源头有差异。西医给人的感觉是能讲得清，因为它来源于还原论。西医将人逐步细分为系统、组织、细胞，通过改变环境的方式达到治疗目的，治疗的靶向性强，所以机制也明晰；而中医治疗的理论与体系则是把一个人作为整体看待，治疗上也强调整体调治，其治疗是多靶点、多层次的综合干预，所以机制也就没有那么明晰。

还原论当然非常重要，我们现在学习的医学知识都是以还原论为基础，但我在临床中，要求学生除了还原论，也要有整体思维。因为人生病他其实一般不会按照还原论，一小点病了就仅关于这一点，很多时候就是要牵扯到整体的。就像蝴蝶效应。当时有一个气象学家，他在观测气象的时候，当时用计算机π，当时他用电脑输入了π的近似值，敲了回车键。等他去倒了一杯咖啡回来，发现这个模型完全没有按照当时的预设，而是发生了很大的变化。所以他提出了蝴蝶效应，南美洲亚马孙河热带雨林中的一只蝴蝶扇动几下翅膀，就可以在两周后引起美国得克萨斯州的一场龙卷风。人生病也是这样的，有时候身体局部的一点小小的感染，是可以引发患者全身大面积的感染，甚至死亡的。

我们在临床中，很容易犯聚焦局部忘记整体的错误，就像马克·吐温说的，当你手里拿着锤子，你看什么都像钉子，都想敲一下。我们研究心脏病的，看病就容易关注心脏，有时候心脏问题是主要矛盾，但有时候不是。我觉得作为一个心内科大夫，肯定要关注心脏，但不应只关注心脏的指标，还要关注整体。患者一进门，要看他的精神面貌怎么样、走路的步态怎么样、呼吸情况怎么样……从整体观察来捕捉一些信息，从而建立一个正确的诊断。其实越有经验的医生能看到的信息越多、考虑得越多。在年轻大夫眼中，书上有这个症状，用上对应的治法，认为就好了；而有经验的大夫往往会由一小部分而考虑到整体，由一步症状而考虑到以后可能出现的症状，这样举一反三其实也是整体思维。所以越是老大夫，越是谨慎周全，这样才能为患者提供更好的治疗。

中医非常擅长整体思维，这种思维毫无疑问对于医学界贡献非常大，比如对于一些慢病的康复、一些很难治疗的疑难杂症，有些西医没有治疗思路，中医却能凭借整体思维找到突破口以治疗这些疾病，这是很了不起的。

综上，我认为中医、西医都应该有整体思维，不能被还原论禁锢了思想，有了整体思维就会发现，在临床实践中，中西医的冲突其实没有那么大，都是围绕人的疾病与健康在做工作。

葛均波： 如果把人体的血管比作高速公路，现有的支架、外科手术等治疗手段，就是疏通"大路"的主要方式，但其他微小血管循环构成的"小路"可能仍旧不通。因此，有些时候单靠支架、手术，心肌细胞的缺血情况仍得不到有效缓解。基于对这种情况的认识，我在既往发表的一篇文章中提出"泛血管"概念，这一概念是指一组血管系统疾病，以动脉粥样硬化为共同病理特征，危害心、脑、肾、四肢等重要器官。广义的泛血管疾病包括小血管、微血管、静脉以及涵盖肿瘤、糖尿病和免疫相关的血管疾病。脑卒中、心肌梗死、糖尿病等疾病，归根结底都属于血管疾病。

目前临床上的机械治疗手段，尚无较好的疏通"小路"作用，但蚯蚓、蟾蜍、全蝎、土鳖等虫类中药等可以很好地起到疏通"小路"的效果，中药能为血管内皮细胞带来养分，使其更好地维持功能。

实际上，中医界也认识到了这类中药的这一功效。吴以岭院士提出的络病学理论就是专门解释这一现象。络病理论指导下的通络中药可以改善内皮细胞功能，甚至可通过改善内皮细胞功能阻断疾病的发生、发展。最有名的这类中成药就是通心络，心内科临床运用很多。我觉得络病学是一个中医概念，细小的经脉就称为络脉，如果说从西医的角度，为络病学找到物质基础的话，实际上就是泛血管。

"络病学"和"泛血管"关注的都是同一类临床情况，这一类情况实际上属于医学难题。外国科研界提出一个概念——微循环功能障碍，一开始叫微循环疾病，后来觉得疾病很难界定，后来就定义成了障碍。这种情况，西医先进的介入、搭桥都没有很大用处，但是中医的活血化瘀却大有用武之地。麝香保心丸应对这种情况效果就很好，麝香保心丸也是多靶点作用、综合治疗的。我曾因为腰椎间盘突出而腰痛得动不了。后来一个治腰痛的专家给我开了麝香保心丸，我说这是我们心内科的药，怎么用来治腰痛呢？他说他们做了实验发现，麝香保心丸能通过减少自由基生成而抗炎，你现在腰痛这么厉害是局部有炎症，就适合麝香保心丸。我吃了以后，果然症状缓解了。所以说，麝香保心丸这种药能够加强心脏血流供应，能保护心肌细胞，还能减轻炎症，发挥的作用非常综合，所以患者吃了以后症状能缓解、整个人会觉得舒服。

当然，对于这种情况，目前临床上无法给予很好的量化，无论是中医还是西医，无法找到很客观的指标来评价络脉或者说微血管的情况。但是我觉得未来随着人工智能大数据的发展，我们有一天能够有一个客观指标来起评估作用，那样的话，也是为络病学找到了切实的物质基础。

2020 年 1 月，"中医脉络学说构建及其指导微血管病变防治"项目经过非常严谨、严格的评审系统，荣获 2019 年国家科技进步一等奖。这一项目从理论、机制、临床三方面系统地阐述了通络中药改善微循环的效果，达到对上游因素预防控制进而达到疾病治疗的目的。泛血管医学则是从系统生物学角度重新和统一认识血管性疾病的发生发展规律及特征，提出多学科交叉、跨学科整合的研究模式和发展理念。建议应改变当今以"以疾病为中心"和"以临床事件为中心"的防治模式，泛血管疾病防治策略应坚持"以患者为中心"和"以促进健康为中心"的全方位、全周期管理理念。从这些研究来看，中西医之间不但可以对话，还可以达成很多共识。

　　泛血管理论与络病理论之所以能不谋而合，追根究底还是因为二者都是从人体结构与功能相统一的整体观出发，而非头疼看头、脚疼看脚地单一治疗理念，都是用系统科学的方法，多维度地探索血管疾病的发生发展规律。这种医学视角有助于改变传统单一局部治疗方式，把人看作一个整体，通过微小血管、多器官的干预，改善微循环，达到治疗心脑血管疾病的作用，这或许也是医学未来追求的方向。

中医药文化的启示

访谈人： 中医药不仅是一种治病救人的手段，更具有中华传统文化的属性。您认为中医药能体现出中华传统文化的哪些特色与优势，中医药这种独特的思维方式能给整个医学界带来哪些启示？

葛均波： 中医药来源于中华传统文化，肯定是有文化属性、文化印记。我看网上还有争论，中医是哲学还是科学。我个人认为，中医的第一属性还是科学，它是一个系统而完整的科学体系。因为它传承了很多年，所以它的内涵非常丰富，有很多老祖宗留下来的有价值的经验。

比如，当时我在儿科实习时，有些小孩子尿潴留，我记得非常清楚，我们老师就用手沾着滑石粉为孩子们做推拿，推着推着，小孩子的尿就出来了，我当时觉得真是太神奇了！这不是偶然现象，而是多年经验的积累，它确实有效。我们很多的实习同学都围在那里看，老师一边推拿一边给我们讲，推拿也有补有泻，如果看孩子体质偏虚就往上力气大一些，就补得多一些，泻得少一些，如果孩子是阳亢体质，那就补得少一些，泻得多一些。老师这样讲，我们也在体会到底力气有多大，老师就说是经验，你可能推了10个、100个还体会不到，推上万个可能就能体会到了。

这种"只可意会、不可言传"的感觉其实就是中华文化的特性，中医是有这种属性的，就跟武术一样，它没有那么容易懂，需要慢慢积累、慢慢体会才能达到大师的水平。

就是因为中医有这种属性，所以容易被质疑、甚至误解。但是我觉得中医传承几千年有很多经验，其实是给现代医学很多启示的，它是从另一个角度来看待人体、解读人体，像这种整体观念、天人相应、治未病等等，都是很先进的理念，应该被重视，而且应该被深度开发。我觉得未来随着中医现代化、中药现代化，我们将有能力把整个中医体系梳理一下，让中医内、外、妇、儿等学科的知识都能串起来，把一些零碎的经验体系化，使其能更好地为人类健康服务。

访谈人： 您对中医药这么感兴趣，那在您未来的研究中，有哪些与中医药有关的规划呢？

葛均波： 我想建立一个平台，一个兼容并蓄、融汇中西的综合性平台，目前已经开始着手了。

2015 年，我提出泛血管理念以后，现在逐渐都被大家认可了。我想建立一个综合性平台，它不是一个学科的平台，而是能实现多学科交叉的平台，做研究最忌讳的是把脚伸到别人的鞋子里去。我觉得应该建设一个综合性平台。一个患者来了，他是脑中风，我们完全有能力根据他今天表现出来的这些症状，预测他下一段时间可能会心肌梗死、糖尿病足。根据他的情况，我们应该联合多学科制定合适的调控方案，让他控制好血脂、血糖，防止可能出现的心肌梗死、糖尿病足。防治方案里中医应该会发挥很大作用，这种治未病的理念也是中医的智慧。我觉得做医生应该这样做，既治已

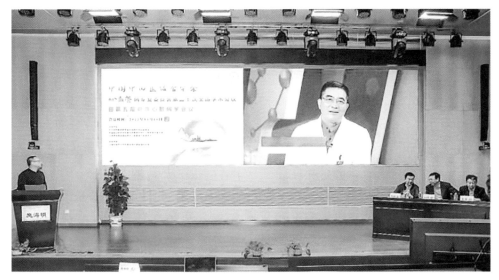

❖ 2022 年新冠疫情期间，葛均波院士通过视频参加中国中西医结合学会心血管学术会议

病，也治未病，这样才是对健康中国、人类健康事业作贡献。

从医学思维方面要转变，要把人当作一个整体去评估、去判断、去治疗，而并不是局限于哪个专科、哪个器官。我们应该着重在疾病上游去预防疾病，而不是被动地进行补救性治疗。

另外一方面，我觉得应该进行一些先进医疗器械的开发。我国的医疗研究情况是药多、器械少，其实国外的情况是药与器械 1 : 1。我觉得我们应该补上这一短板，借助多学科合作的力量去开发一些先进器械，当然这对材料、技术的要求都很高。

比如对于心内科来说，我们知道人生下来从娘胎里带了心脏瓣膜，用上差不多七八十年没问题，等年龄再大了，瓣膜就会发生狭窄，会关闭不全。原来我们是外科开刀给他换一个，现在我们通过导管植入进去一个新瓣膜。如果这个瓣膜功能好，还能用几十年，那就大大提升了患者的生活质量。如果这个瓣膜质量不好，用几年又坏了，那反而给人带来了很大麻烦。因为年龄大了再做手术，其实风险更大。去年我做了世界上第一例进导管的合成瓣膜手术。根据我们目前的实验，它的寿命是 20 ～ 25 年，如果 25 年之后需要再换，很多患者就心里畏惧了，不愿意接受换瓣膜的手术了。但如果人工瓣膜的质量能支撑更多年，很多患者就更愿意接受手术，也就是说科技的进步能大大提升很多患者的生活质量。

中医器械的研究就更是短板了，中医目前的诊疗模式基本上还是非常传统的，如果说能借助高科技将中医药经验数字化，那么中医诊疗将会发生一场革命，这样西医、科学家都能更好地理解中医药内涵，中医药的诊疗优势也能惠及更多患者。

总的来说，这个综合性平台主要从两方面发力，一方面是运用现代科学技术从上游研究清楚疾病的机制，以此为依据确立多学科的预防、治疗方案；另一方面，就是着力开发新器械，在成果转化方面下功夫。在这一平台的建设中，应该中西医携手，中医的整体观念、治未病等理念及传承下来的许多经验都能借助这个平台做一个有效转化，那对于中医药的传承创新甚至整个医学的发展都非常有意义。

医学教育的 3 个原则

访谈人：您建立这样一个高水平的平台，一定需要各学科的人才。您是中国科学院院士，也做过同济大学副校长、中国科学技术大学附属第一医院（安徽省立医院）院长，可谓对临床、科研、教学、管理等都有丰富的经验。您在人才培养这方面有什么建议，尤其是像中医药这一从古传承到今的学科，应该怎样培养人才。

葛均波：人才培养是一个很重要的命题，尤其是经历新冠疫情之后，我们更应该认识到，医学界的人才储备对整个社会的稳定和发展都有着举足轻重的意义和价值。对于医学教育，无论是西医、中医，我认为都要遵循以下 3 个原则：学医者眼界要开阔，要有大格局、整体观；医学教育模式要有连续性；为医者必须有仁心、讲医德。

首先是学医者要有整体观。无论是中医学生还是西医学生，我都是强调要有大格局、有系统思维，要看到整体，千万不能一叶障目、自我限制。

我们追溯一下，医学院是怎么诞生的？当时有战争、瘟疫，社会上需要医院这种专门的机构来收治患者。很多护士是教堂里的修女，她们帮着招呼患者，医生就一个一个地看。后来对医护人员的需求非常大，就有了医学院。人进入医学院学习解剖、生理、病理等，学完了有了一定基础就再去接诊患者，这是一种教育路径。20 世纪初，哈佛大学有了医学院，学生们带着问题去学习，先不学解剖、病理等基础知识，而是先让看一个患

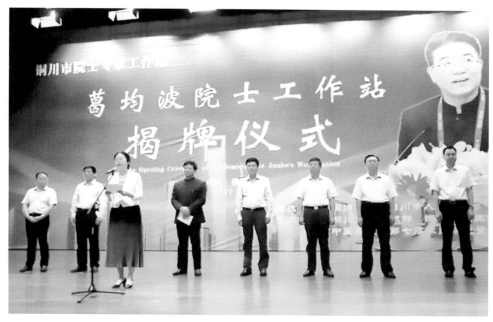

❖ 北京中医药大学孙思邈医院葛均波院士专家工作站揭牌仪式

者，分析这个患者的症状、表现，找到一个思路，之后再去补充专业知识，这是另一种教育路径。现在流行的"床边教学"遵循的就是后一种路径。

这两种教育路径：一种是先集中学习医学基础知识，然后上临床看病；另一种是带着问题分析患者情况，先建立分析问题的思路，再有针对性地补充专业知识。哪种教学路径好呢？其实各有优缺点，应该将二者结合在一起，但是目前的教育是前一种路径比较强，后一种路径比较弱。中西医教育都是这样的。现在中医在院校教育的基础上也强调师承教育，很多本科阶段的学生就有机会去跟师，接触到临床问题，我觉得这是很好的，也是中医特色的"床边教学"，但目前这种教学改革多是一种尝试，还没有形成真正的体系。

最近我在编一本教材，这本教材是关于系统医学的，我觉得做医生不应仅限于很窄的专业中。比如我们做心血管科医生，要从基因、胚胎层面开始了解患者，然后解剖、生理、发育，再到临床表现、药理作用、靶点等，要有一个系统化的了解，一旦建立系统思维，就会发现有整体观了，不局限于一个专科了，也能识别出其他系统的疾病了，我觉得这是人才培养很重要的一方面。

医学教育也是随着时代变化不断发展的，西医教育从最开始的医学院到现在的床边教学，中医教育从师承教育到院校教育、再回归师承教育，实际上都是在不断发展的。未来，我觉得医学生们不应再局限于背书本上的一二三条，而是能成为书本的合作者，将他们在临床中的思考随时记录下来，自己尝试寻找答案，找到一个有效思路，能有一个平台让他们将有价值的临床思考随时插入、随时修改，大家可以通过探讨不断去完善一些医学概念或者医学认识，当然这需要一些人工智能等高科技的加持。

对于医学人才，无论是中医还是西医，还应该注重培养大格局，不应只看到病，还要看到生命，甚至是社会全局。做医生越久越发现，人不像机器那么简单，它本身就非常复杂。很多病不是单一病理因素导致的，它跟很多复杂因素相关，比如环境污染和社会压力等不好量化的因素。对于未来医学模式，我曾提出一个组学的概念，组学不仅包括影像检查等指标，还包括遗传信息、社会活动信息等，身体因素、心理因素和社会因素等都被考虑进去，以这种综合理念来认识、分析健康问题，可能会更加完善，更趋于真相。

最近大家都在讲"双心医学"，也就是说治疗心脏病，不能只关注器质性的心脏器官，还要关注心理、精神层面对人身体的影响，所以说叫"双心医学"。比如有的患者，我们给他放了支架，他不但没觉得舒服，反而焦虑得睡不着觉，老是担心放在支架在心脏里会怎么样，这种焦虑也会让他的躯体不舒服，这就不是一种健康状态，所以说要治疗好心脏病，一定要关注心理。医学或者生命科学的目标是什么，是让人长生不老活到300岁吗？不是，没有人能长生不老，我们的目标是让人能积极、有尊严地走完他的一生。有时候得了病，医学没法子完全治愈让他像没得过一样，但是医学能让他跟疾病长期友好地共存下去，让他没那么痛苦、有较高的生活质量，能够享受家庭与社会的温暖，这就是医学追求的最高境界。而不是眼中只有病，把病治好了，所有指标都正常了，但人两个星期后没了，这是没有意义的。

说到底，人是复杂的人，有心理因素、有社会属性，除了器质性病变以外，这些内容也都要被关注。中医的整体观也在强调这些，所谓天人相应就是在讲人得病不是孤立事件，人与环境的关系是需要关注的。这是一种大格局，是无论中医还是西医，人才培养方面必须注重的。尤其是中医人才的培养，要把这些老祖宗的这种大格局的诊疗智慧挖掘出来、传承下去，这对学科发展是很有意义的。

访谈人：刚才您讲到医学教育原则中的第二点是要有"连续性"，您认为目前医学院校教育还有哪些可以完善的方面吗？您对于医学教育的学制设置有什么样建议呢？

葛均波：经历过3年新冠疫情，医学教育问题受到了很多关注，我对这个问题也进行过深入思考，作为政协委员也提出过建议。我认为，目前我们医学教育存在很多问题。比如目前我国医学本科生培养是以5年制为主，毕业后是3年的住院医师规范化培训，这期间数个复杂的体系让师生产生困扰。学生一旦进入硕士培养阶段，第一年是基础课，第二年进入实验室或者临床后马上又要面临考证、考博或者找工作。而仅凭一年的研究几乎不可能发表高水平的论文，经过硕士培养的医学生在研究和临床都半生不熟，如果侥幸通过了博士考试进入博士生培养阶段，第一年又重复基础课，第二年刚刚进入实验室又马上要忙于答辩找工作，如果博士导师和硕士培养期间的研究方向不同，还要根据新导师的研究方向重新选题。同样，真正做科研的时间大约只有一年多，一年的研究也很难产出高水平的成果，很容易培养出半生不熟的博士毕业生。无论西医教育还是中医教育，都存在以上共性问题。

对于此，我提出两方面建议。一方面，以目前取得的医学教育为基础，构建新的以培养全科医生为重点的"5+3"一体化医学博士学位培养体系，西医、中医人才培养都可以借鉴这一思路。明确"5+3"一体化是培养全科医生为重点，注重培养学生的整理观念与全科素质，参照国际医学学位标准，授予医学博士学位。这样既符合医学规律，节省医学教育资源，又从学制学位上给全科人才吃下定心丸，稳定医学人才扎根基层，夯实基层卫生人才体系。

另一方面，打通硕士研究生到博士研究生的培养环节，培养合格的科研型博士。完成一年基础课后让学生静静心心地有 3 ～ 4 年的时间完成科研课题、获得一个高水平的科研成果，通过答辩完成博士培养。如此，可以合理地完成高质量的"合格医生"培养。

我始终认为，医学生不该整天为应付考试疲于奔命，更重要的是让导师和研究生能够产出高水平的科研成果或者在专业临床上确实有质的提升。比如专门读了中医临床方面的硕士甚至博士，毕业后有多少学生是能熟练运用中医知识看病的？这个比例可能不是很大。读了科研型研究生，又有多少学生研究出了像样的成果？可能也不是很多。当然要解决这些问题，需要医学教育的整体改革，不是很容易的，但我们要有这种意识，要明白学生读了一个研究生不是走过场，而是确实能有所思考、有所收获、有所成长，才能算成功。我们要明白，教育终究是要为职业服务的。学校里学的，毕业后实用，这才是有价值的。这方面任重而道远，还需要医学界、教育界的共同努力。

访谈人： 不论是中国古代名医"药王"孙思邈还是西方医学之父希波克拉底，都十分重视医生的品德教育，而您的医学教育3个原则中的最后一点也是"为医者当有仁心"。那么您在教育教学的过程中如何培养学生的医者仁心呢？

葛均波： 就是我一直强调的，做医生，无论中医、西医，都必须要有仁心。我带教徒弟的首要标准就是"看他像不像一个医生"，实际上就是在看他有没有为医者的仁心。孙思邈的《大医精诚》里说："凡大医治病，必当安神定志，无欲无求，先发大慈恻隐之心，誓愿普救含灵之苦。若有疾厄来求救者，不得问其贵贱贫富，长幼妍媸，怨亲善友，华夷愚智，普同一等，皆如至亲之想，亦不得瞻前顾后，自虑吉凶，护惜身命。"强调的就是为医者的仁心与品德，这是做医生的基本素质。

以前在一场研究生复试中，我通过"设套"方式出过一道"真人秀"题目。当天，参加面试的准研究生们，被通知在医院门诊集

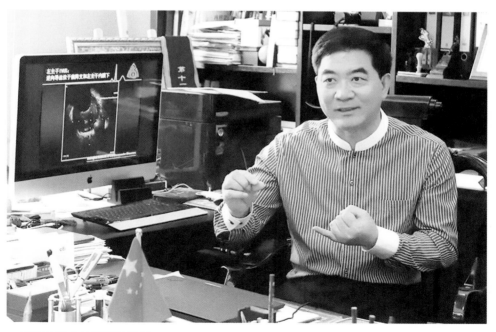

❖ 葛均波院士接受媒体访谈

合，然后由老师带队前往图书馆。就在人都到齐，准点出发之时，一名从学生前面经过的"患者"突发急病，倒地不起。此时，带队老师称"我去找人帮忙"，便回避现场。留下这些学生，以及这个由医生假扮的患者。结果，绝大多数学生都选择了自行前往图书馆的面试处，只有两名女生决定，相互帮忙将"患者"抬往急诊室。令学生们万万没想到的是，5 道面试题中的第一题便是：刚才见到门诊有人发病倒地，你是怎么处理的？准时面试的学生只能如实澄清，因为怕迟到误点，只好离场赶来。尽管那两名救人的女生因此耽搁了面试，却得到了导师们额外的加分。

现在的社会环境也存在一些问题，很容易让年轻的医生迷茫，但我觉得对仁心的坚持，应该是在任何情境、任何条件下都必须坚持的准则。比如现在医患关系非常紧张，有学生问我："做医生是不是相当于一只脚踏进了法院？"我对他们说，是的，但其实做任何工作都是一只脚踏进法院，因为大家在法律框架下执业，依法行医，不必心虚。要永远记得学医的初心是治病救人，坚持以仁心待患者，才对得起这一身白衣。

访谈人：您在人才培养这方面的见解很独到，您以一个很宏大的视角来看医学的意义及中医的独特思维优势。您平时会看一些中医药书籍吗？对于年轻医生，您推荐他们看哪些书籍来提升综合能力。

葛均波：说实话，我自己真是没有这么多的时间去从头到尾来读一些大部头的中医著作，但是在参加学术会议的时候，或者每天固定浏览前沿论文时候，我是非常关注中医研究的发展方向的。中医是祖先留给我们的宝贵财富，它的内容非常广博、内涵也非常丰富。我经常能从这些碎片化的学习中得到某些启示，能为解决现代临床上的实际问题带来一些思考。

在做了很多年的医生之后，我感觉做研

究最大的动力就是临床需求，临床上遇到一些棘手的问题，我会深入去思考，积极去寻找解决之道，也会向上溯源去探究其机制原理。中医理论像反复提及的整体观念之类，其实对于解决具体临床问题，能起到很好的开拓思维的作用。年轻医生也应多涉猎多学科的知识，现在关于中医药的高水平研究越来越多，经常有登上国际顶级期刊的成果，对于这些中医最前沿成果，年轻的临床医生以及科研工作者都应该关注。因为这些成果往往都是传统中医药与现代科学比较完美的结合点，或是用现代科学阐明了中医药某一方面的原理，或是中西医携手解决了某一方面的医学问题，这样的一些研究是不同于单纯在还原论指导下的研究，它往往有一种新理念、新思路，深入去领悟其中的道理，对于解决临床问题大有益处。

我也推荐年轻的西医医生去读一些中医经典著作，如《黄帝内经》《伤寒论》之类，古人的这种独特诊疗思维与现代医学有很大不同，年轻人多读、多思考，用自己所学的现代医学知识与传统中医思维进行碰撞，有助于建立兼纳还原论思维与整体观念的综合思维，还可能会产生很多有价值的思维火花，不要小看这些火花，有时候顺着一点火花深入下去，就会逐渐形成优秀的研究成果。

借助现代科学高质量发展中医药

访谈人：您在很多场合都提到过，心血管疾病不仅要治还要防，中医药大健康产业关注的就是"防"这一环节，近年来这一领域也非常红火，您对于中医药大健康产业发展有什么建议吗？

葛均波：现在讲到中医药大健康产业，很多都是一些关于保健品的开发，各类品种非常多，我不赞成盲目吃保健品。我认为中医大健康产业，还是应该注重开发中医的一些养生理念，比如说治未病，就是在还没有生病的时候去从上游干预，可以预防很多疾病的发生发展。

现在的疾病谱跟几十年前相比，有很大不同，我们上大学的时候，病房里的患者有高血压、心肌炎，很多在诊断上都要打问号，因为不能明确诊断。现代社会，医学进步了，很多都能明确诊断，现在高血脂、高血压、糖尿病，这是最常见的慢病，现在临床能做到早诊断，怎么预防呢？一些生活习惯可能就得改变。原则上应该从小孩子起就应该预防，现在很多小孩子很胖，太胖实际上血压会容易升高，得脂肪肝、糖尿病的概率也会更高。所以说，给小学生的建议就是饮食、运动、学习要协调，中医讲"若要小儿安，三分饥和寒"，是很有道理的。最近有个研究，说把胃单纯切掉一块以后，糖尿病患者的血糖就降下来了。这就说明，之所以得糖尿病，就是因为吃得太多。还有一些患者就是戒不了烟，血压就一直高，直到要做手术了，他烟戒了，血压也慢慢平稳了。这些都让我们认识到，很多疾病是不良生活习惯导致的。

中医药大健康产业，不一定非要局限于研发保健品，可以另辟蹊径，开发针对某一人群的养生策略。中医在这方面也很有优势，比如中医有节气养生等非常先进的养生理念，还有一些中医特色的运动，传承了几千年的养生经验等，都可以成为大健康产业的开发点。

我不赞成盲目吃保健品，但优质的、适宜的保健品也很有价值，比如一些药食同源的养生产品不是药，而是介于食物与药物之间，确实能对身体起到一定的积极作用。但需要指出的是，其作用不能单凭口说，也不能单靠广告造势，而是必须有实实在在的循证依据、实验室证据等。都在强调产学研一体化，其实研和产必须是紧密挂钩的，有坚强的科研后盾，大健康产业才能立得住、行得稳，用科研证据说话也应该成为发展大健康产业应该遵循的原则。

当然这类研究是比较难做的，因为中医药产品往往成分很复杂，所以分析、研究的难度很大，但现在科学技术也在不断进步，整合各种技术，探索将其用于研究中医药，应该会逐渐取得成绩。中医养生的历史非常久远，其独特优势可在大健康领域大有作为，推广有切实证据的中医药养生保健产品，实际上也是擦亮中医药的招牌，让更多人认可中医药的养生价值，那么中医药也能在惠及民生方面作出更大贡献。

访谈人：党的二十大报告指出，促进中医药传承创新发展。请结合您对中医药学科的理解谈谈，中医药应该如何传承、如何创新，才能实现高质量发展？

葛均波：中医药的传承创新发展必然要借助现代科学力量，二者相互促进，这是大趋势，也是时代需求。

从传承的角度说，首先应该明确哪些是精华、哪些是糟粕，我们要传承的是精华，糟粕是应该丢弃的。怎样去明确呢？这就要借助现代科学的力量。由于古代社会认知的局限性，中医理论与经验中有很多模糊之处，我们用现代科学技术来研究中医，能够逐渐将这些模糊之处清晰化。还是拿麝香保心丸举例子，按中医理论解释中药配伍的君臣佐使，可认定为其作用是芳香温通、活血强心。但它具体怎么起效呢？起效特点是什么？这些都是不清晰的。我们通过研究，用循证学方法证明它确实有效，还通过药理分析证明麝香保心丸中的麝香能降低血压与心率，进而降低心脏耗氧量；人参总皂苷、苏合香脂可增加心肌耐缺氧的能力，增加冠脉流量；牛黄能增强心肌收缩力；肉桂能增加冠脉血流量；蟾酥增强心肌收缩力；冰片能增加冠脉血流量……这可以理解为"芳香温通、活血强心"的现代科学内涵，它是较为清晰的。经过现代科学的检验，麝香保心丸不但切实有效而且其起效机制也基本明晰，这就说明用麝香保心丸治疗心脏病可行，这是精华，应该传承。还会有一些中医经验或者方剂经过现代科学的检验，它的效果没有那么明确，那就要存疑，不能盲目传承。

从创新的角度说，更要充分利用现代科技。中医药传承数千载走到今天，为了适应现代社会需求，创新是必然的。怎么创新呢？除了西医学、生物科学这些技术，数字技术、人工智能、网络技术等都是必要的工具。因为中医的内容非常丰富，有很多流派，各种治法都有各自道理。面对同一个患者，一个大夫一个说法，到底谁对？这样就很容易让人困惑，也容易被人质疑，没有标准，其实就谈不上发展。通过数字技术、人工智能等技术的赋能，那些只可意会不可言传的中医诊疗经验可以数字化，并逐步建立统一的标准，这种整合跨界力量的创新举措对于中医药高质量发展有重要意义。

2018 年，世界卫生组织发布了《国际疾病分类》，首次将包括中医药在内的传统医学列入分类系统。在走向世界的进程中，针灸是"排头兵"，中药也在逐步进入国际医药体系，目前中医药已传播到 196 个国家和地区，其越来越被世界认可，国际化进程也在不断加速。可以说，这个时代、这个世界都在呼吁中医药与现代科学的交流甚至融合。虽然由于思维方式的不同，中医与西医、现代科学之间还存在话语壁垒，但我认为随着整合发展，这种壁垒是可以被打破的，中医、西医是可以互相促进、互相配合，共同为人类健康服务的。到那时，中医药也就在不断兼容并蓄中实现了高质量发展。

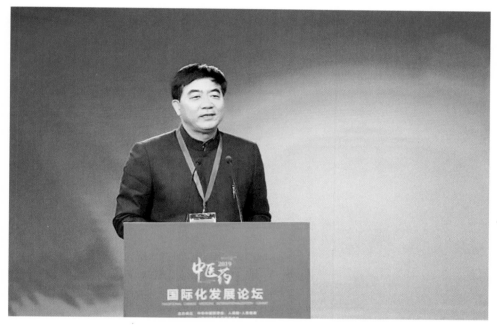

❖ 2019年葛均波院士在中医药国际化发展论坛做"循证医学与中医药国际化"主题发言

访谈人：感谢您在百忙之中接受我们的访谈。您对于中医药的深刻思考和对中西医结合的发展建议，以及医学人才培养的独到见解都让我们获益匪浅。再次感谢您的分享，祝您身体健康，工作顺利！

（安宁 张梦雪 白晓芸 陆绮慧）

我们应该发掘中医药这一中国独有的宝库资源，以更加自信的姿态，屹立世界医学舞台。

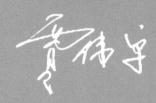

大家面对面

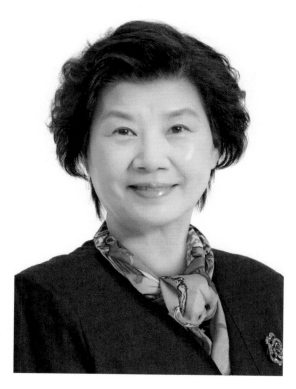

贾伟平

内分泌代谢病学专家
中国工程院院士

领衔的《中国2型糖尿病防治指南》首次纳入了中医药治疗的相关内容。

　　贾伟平，女，1956 年 11 月出生，籍贯江苏镇江，内分泌代谢病学专家，慢性病防治管理专家，中国工程院院士，上海交通大学讲席教授、博士研究生导师，上海交通大学医学院附属第六人民医院主任医师，上海市糖尿病研究所所长。长期致力于糖尿病精准诊疗、预警筛查、发病机制的研究及防治工程管理。

　　贾伟平院士揭示了中国人糖尿病的遗传特征，构建"中国 2 型

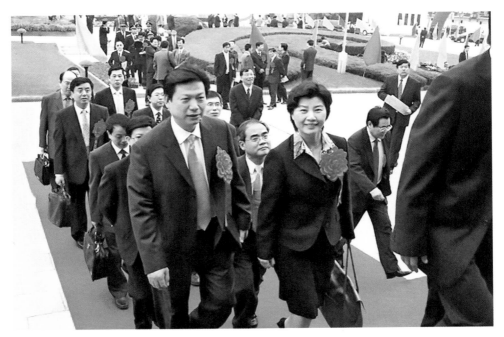

❖ 贾伟平院士荣获"全国先进工作者"荣誉称号

糖尿病遗传预警模型"；构建"降糖药物疗效的遗传预测模型"，指导个体化用药。建立适合于国人的腹型肥胖的诊断标准；创建国际首个持续葡萄糖监测正常参考值和评价临床疗效的判断标准，揭示血糖波动与糖尿病发生发展的关系；创建医院－社区一体化糖尿病防控新模式，提高糖尿病患者血糖控制

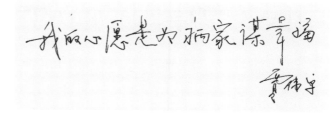

❖ 贾伟平院士寄语

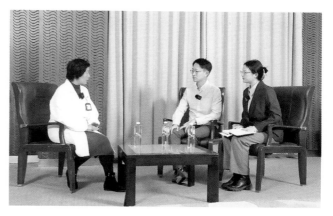

❖ 贾伟平院士接受《西医大家话中医》项目组访谈

达标率；发现 FGF21 是非酒精性脂肪肝的新标志物，揭示其在肝脏及脂肪组织中糖脂代谢的调控机制。

　　贾伟平院士 2010 年获评"全国先进工作者"，2012 年获评"全国优秀科技工作者"，2015 年获第十六届吴阶平－保罗·杨森医学药学奖，2016 年获何梁何利基金科学与技术进步奖，2017 年获亚洲糖尿病流行病学杰出研究奖，2019 年获谈家桢生命科学临床医学奖。2021 年被评为中国工程院院士。

　　作为西医院士，贾伟平院士对中医药也十分喜爱，在临床和科研工作中也有交叉合作，其主持制定的《中国 2 型糖尿病防治指南》首次纳入了符合证据级别要求的糖尿病与中医药治疗的相关内容。今天，我们《西医大家话中医》项目组很荣幸和贾伟平院士面对面，来听听她在几十年的医学工作中，在中西医结合中有哪些经验所得，以及她对于中医药发展的一些建议和看法。

中医药是中国独有的宝库资源

访谈人：20世纪90年代，您获得了去意大利米兰大学圣拉斐尔医院学习的珍贵机会，也目睹了中国糖尿病诊断技术和学术水平与欧美国家的巨大差距。如今快30年过去了，时至今日，中国当下的医学技术水平和科研水平在国际上处于一个什么地位呢？

贾伟平：1995年，我当时刚进入上海市第六人民医院内分泌科工作，在出国进修机会极为难得的情况下，项坤三院士为我争取到了一次珍贵的机会，去意大利米兰大学圣拉斐尔医院学习。我到现在都记得，第一次踏出国门时受到的冲击和震撼——当时糖尿病的诊断技术和学术研究高地几乎都在欧美国家，我国与之的技术差距长达20年之久。

经过30年发展，中国的医学技术水平和科研水平已经取得了极大进步，站上了世界医学舞台。2018年，权威医学期刊《柳叶刀》曾发表过一篇报告，不同方面对全球195个国家和地区的医疗水平进行打分。中国全球排名第48位，得分是78分。这其中，中国医疗水平得分和人均医疗支出都处于全球195个国家和地区的中上位置，在每千人拥有病床数上更是排名靠前。但不足的地方也比较明显，比如各地区医疗水平分布不均、每千人的医生人数较少等。

以糖尿病的临床科研为例，我们团队新发现12个国人糖尿病易感基因，使当时全球易感基因由75个增加至87个。随后，应用易感基因构建了遗传风险评估模型，以找出隐藏的遗传高风险人群，并通过生活方式干预延缓糖尿病发病，这已在全国 300 余家医疗机构和社区应用。我们团队设计和牵头开展了国际上第一个 CGM 正常参考值的多中心临床研究，获取了数十万的持续葡萄糖监测数据，建立了 CGM 参数的正常参考值，2009 年，在国际上率先发表了研究成果。我们团队还编著并出版国际上首部 CGM 技术的学术专著——《持续葡萄糖监测》。2018 年，我们团队再次在 Diabetes Care 发表了研究新发现——CGM 葡萄糖目标范围的时间（TIR）可预测糖尿病视网膜病变的发生，并提出 TIR 可成为评价血糖控制状况的新指标，研究成果在国际上引起很大反响。

访谈人：在您早年的经历中，比如求学时期或者插队时期，有没有接触到中医药呢？当时您自己和身边人对中医药是怎样认知的呢？

贾伟平：我对中医一直是比较喜欢的。我 1975 年上大学，在那个年代里，我们的大学是开门办学的，师生会走出校门，到工厂、农村、部队、商店等"大课堂"去学习，当时我去了基层医院，类似于我们现在的乡镇卫生院学习，正是这段经历，让我和中医结下了不解的缘分。

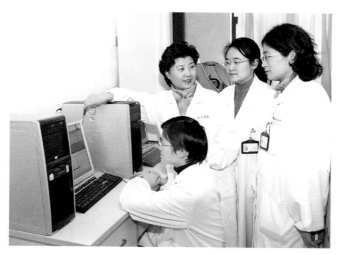

❖ 贾伟平院士指导科研

我到了基层医院之后，先跟着一个老中医学着背汤头歌诀，背各种方剂，背了有大半年的时间。当时那名老中医还教了我很多好记的顺口溜，也激发了我对中医药的兴趣，感受到了中药的神奇与伟大——千百年来为人民疗愈疾病，护佑中华民族绵延至今。

我是从事糖尿病研究及临床诊疗工作的，因此对中医治疗糖尿病这方面也有过一些了解。中医对糖尿病的记载至少可以追溯到公元前，《黄帝内经》中已经有类似于现在 2 型糖尿病这样的表述：《素问·奇病论》载："帝曰：有病口甘者，病名为何？何以得之？岐伯曰：此五气之溢也，名曰脾瘅。夫五味入口，藏于胃，脾为之行其精气，津液在脾，故令人口甘也，此肥美之所发也，此人必数食甘美而多肥也，肥者令人内热，甘者令人中满，故其气上溢，转为消渴。"这段记载的意思是，黄帝问岐伯：有的患者口中发甜，这是什么病？是怎么得的？岐伯回答道：这是由于食物的精气向上泛滥，病名"脾瘅"，是因为患者饮食过于肥美所诱发的疾病。得了这种病

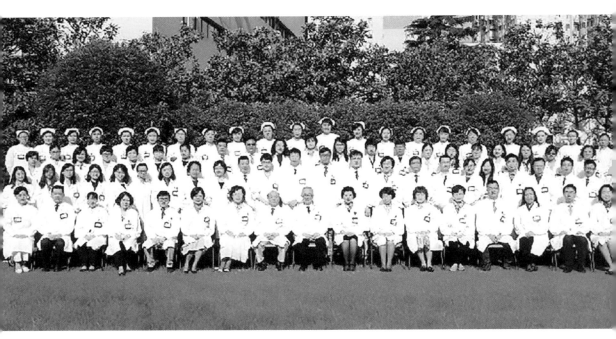

❖ 贾伟平院士与团队在一起

的人平时大都喜欢吃肥甘厚味的食物，而厚味使人生内热，甘味使人胸腹满闷。因此食气上溢出现口甜，时间长了就转成消渴了。在这里，"脾瘅"类似于我们西医学所说的 2 型糖尿病。所以可以看到，公元前古人就关注到糖尿病这一疾病现象了。

访谈人：作为西医院士，您对中医药也非常喜爱，在临床和科研工作中也有交叉合作。现在社会上还存在一些对中医的质疑声音，从西医学视角看，您认为中医药的比较优势体现在什么地方？中医受到非议的症结在哪里？

贾伟平：中医药学博大精深，历史悠久，是中华民族在实践中构建的古典经验医学体系，也是至今世界上作为一个体系能够保留最完整的传统医学系统。2015 年，中国中医科学院的屠呦呦研究员获得诺贝尔生理学或医学奖，这是中国医学界迄今为止获得的世界最高奖。这充分表明了国际科学界对中国传统医学的高度认可，以及对中国科研实力不断成长的充分认可。我们应该发掘中医药这一中国独有的宝库资源，以更加自信的姿态，屹立世界医学舞台。

在我看来，中医药的优势体现在 3 个方面：第一是中医药学历经几千年的发展，积累了对人体、疾病和药物的丰富认知，是潜力巨大的医药卫生资源。正如习近平总书记所说的，"中医药学是中国古代科学的瑰宝，也是打开中华文明宝库的钥匙"。我们通过对天然药物的解析，对经方验方的深入挖掘、成果转化，或可产生一大批应用于临床的新药，造福患者。第二是中医药学运用整体观念和系统思维来指导实践，强调人体是一个有机的整体，强调人与自然环境的统一，强调人与社会环境的统一，这些理念即使现在来看也非常先进，对于诊断和治疗疾病有很高的指导意义。第三是中医药的"治未病"思想涵盖健康与疾病的全程，这与我们现在强调的"从以治病为中心向以人民健康为中心转变"健康理念不谋而合。而且除了治疗疾病，中医药在人体健康调养方面有很丰富的手段，比如说药浴、药膳、艾灸、拔罐、太极拳、八段锦等，可以说，中医药在人体生命全周期的健康管理中大有可为。

中医被接受的程度与西医还有一定的差距，其症结在于作用机理、疗效机制未得到现代科学阐释，这也限制了中医药为国际同行和民众所理解接受。要进一步加强中医药循证医学能力建设，建立符合中医药特点的证据体系，用"现代通用语言"阐释中医药的作用机理，彰显中医药在疾病治疗中的优势。

将中医药纳入糖尿病的防治体系

访谈人：作为世界上糖尿病患者最多的国家，糖尿病已对我国居民健康造成较大威胁。在"中西医并重"的国家战略指导下，中医药纳入国家糖尿病防治体系，逐步形成了我国特有的现代医学与传统医学协调发展的糖尿病防治新模式。糖尿病的中医药治疗遵循辨证论治原则，在协同降糖、改善症状和体征、防治并发症、提高生活质量及三级预防中发挥重要作用。2017年中华医学会糖尿病分会制订的《中国2型糖尿病防治指南》首次纳入了符合证据级别要求的糖尿病与中医药治疗的相关内容，您能介绍一下这项工作的缘起和经过吗？有什么作用或者影响呢？

贾伟平：最新数据显示，我国11.9%的成年人患有糖尿病，其中50%以上的糖尿病患者有心血管、肾脏和神经病变等各种慢性并发症，这也是其导致失明、肾衰竭、心脑血管事件和截肢的主要原因。

中医药治疗糖尿病已经有两千多年的历史，通过大量的循证证据证实，中医药在糖尿病的三级预防中发挥着重要的作用，为糖尿病防治提供了更多选择。

2017年，我担任中华医学会糖尿病学分会主任委员期间，主持了分会指南的修订工作。在此之前，《中国2型糖尿病防治指南》（以下简称《指南》）中没有明确地提到中医对于糖尿病的诊断和治疗。2017年中华医学会糖尿病学分会在修订《指南》时，结合高质量的循证医学依据，首次纳入了符合证据级别要求的糖尿病与中医药治疗的相关内容。

之所以中医药的一些治疗方法能够纳入中华医学会的《指南》，是由于这些研究采用了循证医学研究的方法，即开展了随机、对照、双盲、多中心的临床研究，研

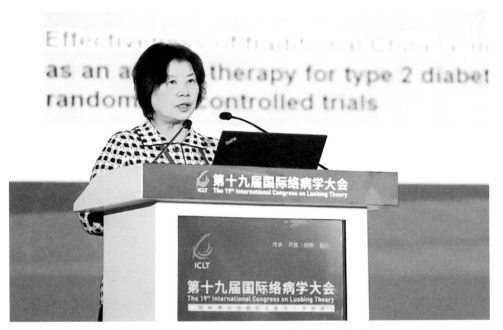

❖ 贾伟平院士在第十九届国际络病学大会上做学术报告（2023年）

究结果在 SCI 发表，对于临床医生合理应用中医药提供了指导。

比如《指南》推荐的津力达颗粒，就是有充分的证据支撑。由中国科学院全小林院士牵头开展的一项随机、双盲、平行对照、多中心临床研究，纳入 192 例二甲双胍稳定剂量治疗 3 个月血糖控制不佳的 2 型糖尿病患者，分为二甲双胍 + 津力达组和二甲双胍 + 安慰剂组。研究显示，用药 12 周后，在二甲双胍基础上加用津力达颗粒可进一步降低糖化血红蛋白（HbA1c）0.92%，降低空腹血糖（FPG）1.34mmol/L、餐后 2 小时血糖（PBG）3.0mmol/L，显著提高胰岛 β 细胞功能指数，改善口渴、乏力、便秘等症状，且安全性较高。此研究基础上，全小林院士团队开展的另一项纳入我国 15 项随机对照临床研究（RCT）的荟萃分析（共 1810 例患者）结果显示：与单独使用降糖药物相比，联用津力达颗粒可进一步降低 2 型糖尿病患者 FPG、PBG 和 HbA1c，同时改善胰岛功能、减轻体重。

正是基于多项临床研究中显示出该药具有改善胰岛功能和胰岛抵抗、降低糖化血红蛋白、减轻体重、改善症状的效果，被推荐用于 2 型糖尿病的治疗。

与此同时，2017 年版《指南》按照糖尿病分期给患者推荐了不同的用药方案。其中，糖尿病前期，气阴两虚的患者，推荐生活方式加天芪降糖胶囊。针对 2 型糖尿病患者的不同情况，给了不同用药建议，如单独应用二甲双胍疗效不佳气阴两虚的患者，推荐津力达颗粒；早中期肠道湿热的患者，推荐葛根芩连汤；早中期肝胃郁热的患者，推荐大柴胡汤。针对并发症，复方丹参滴丸、芪明颗粒可改善早期糖尿病视网膜病变。

我认为，类似上述这些具有高质量循证医学证据支持，具有疗效确切的中药，应该在临床中得到广泛推广，成为临床医生手中的"有力武器"，帮助患者对抗疾病。《指南》修订 6 年来，把中医药治疗内容加入《指南》的效果还是不错的。这说明中医药只要做得好，具有科学性，得到国际、国内同行的认可，照样可以和西医有同等的交流机会。

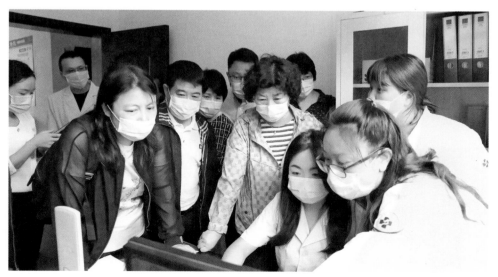

❖ 贾伟平院士基层调研基本公共卫生服务项目糖尿病管理情况

访谈人： 在糖尿病防治上，基层一直是一个薄弱环节。2022年，《国家糖尿病基层中医防治管理指南》又进一步对内容进行了修订，首次将中医药防治纳入，包含糖尿病基层中医药防治管理要求、糖尿病筛查评估和诊断、生活方式预防与调护、糖尿病常见危险因素的中医预防、常见症状治疗等内容。您能介绍下这项工作的缘起和经过么？

贾伟平： 前几年，我走访了许多偏远农村地区，到过交通比较困难的云南省怒江傈僳族自治州兰坪白族普米族自治县，当时那里还是深度贫困县。我在当地发现，糖尿病治疗手段非常有限，即便有一些基本药物，村医们也不敢用，他们害怕用药不当会引起致死性低血糖。而当地村民对糖尿病的危害程度也几乎没有认知，所以，基层的糖尿病防控确实是我们的一个短板。数据显示，我国基层糖尿病患者血糖、血压、血脂综合控制达标率只有5.6%。

值得注意的是，在这些基层地区，无论是医生还是百姓，对中医药都有较高的信任度，但如果没有《指南》或临床路径作为依据，基层运用中医药防治糖尿病很难做到"有章可循"，从而影响中医药在糖尿病等慢性病防治方面优势和价值的体现。

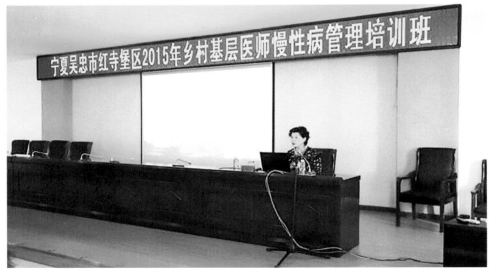

❖ 贾伟平院士为宁夏吴忠市寺堡区乡村基层医师慢性病管理培训班授课（2015年）

2018 年，国家成立国家基层糖尿病防治管理办公室，我担任办公室主任。我们开展了大量的针对基层糖尿病管理的调查，发现我们制订的《中国 2 型糖尿病防治指南》作为专业细分领域的指南，很难下沉到县级以下的基层医疗机构的非内分泌专科医生手中，例如乡镇卫生院、社区卫生服务中心、村卫生室的全科医生。但这些基层医生也承担着基层糖尿病患者的健康管理任务，缺乏垂直、细分的专业指南指导，使得他们的防治和管理水平与专科医生相比就存在一定差距。

基于这一现实问题，我们启动了《国家基层糖尿病防治管理指南》的编制工作，重点突出可及性，也就是其所推荐的药物和治疗方法，能在很偏远的地方得到认可和使用，这一点非常关键。在《国家基层糖尿病防治管理指南（2022 版）》（以下简称《基层指南》）中，组织中西医专家召开专家意见共识会，经过大家一致讨论，形成了统一意见——在其中增加中医药内容。

为了确保这部《基层指南》的权威性，中医药部分的编制团队多次深入实地调研，严格按照临床问题构建、中医药措施遴选、文献检索与筛选、纳入标准与排除标准、资料提取、证据综合分析、证据体质量评价与推荐标准、专家共识、推荐意见形成等步骤进行编制。为了确保其"精准投放"，编制团队发放《我国各级医师对糖尿病中医防治指南知信行和需求调查》问卷，并对 1000 余名基层医师开展调研与访谈。通过了解基层医师对糖尿病《基层指南》的中医内容"知、信、行"现状和需求，进一步明确《基层指南》的编写方向和内容重点。

《国家基层糖尿病防治管理指南（2022）》中首次增加了"糖尿病的中医药防治"章节，结合国内外最新研究进展进行更新，明确了中医药对防治糖尿病的功效：一是中医药能协同控糖、改善症状。二是中医药可协助防治糖尿病并发症。三是在常规治疗的基础上结合针刺疗法，有一定的降糖、改善脂代谢和减重作用。

《基层指南》还鼓励中医师与全科、专科医师、健康管理师等开展团队共管，参与健康管理。一是根据中医体质辨识，建立中医健康档案，制定个性化的教育和管理方案。二是食疗药膳，按照食物的"四气五味"，结合中医体质等，制定个性化饮食指导方案。三是传统运动，中国传统锻炼功法，如八段锦、易筋经、心身桩等，通过调节"形、息、意"，发挥预防保健作用，可改善糖脂代谢，提高生活质量。四是调畅情志，通过太极拳等运动改善心理状态，五音（音乐）疗法、疏肝解郁类中药减轻抑郁、焦虑。

此为基层医生应用中医药知识和技能来服务糖尿病患者、提升健康管理水平，提供了新的路径。

访谈人：在目前的糖尿病研究工作中，有与中医的合作领域吗？可以具体介绍一下吗？

贾伟平：我们现在有一个和中医的合作方向很值得关注，就是糖尿病肾病的诊断。糖尿病肾病是最主要的糖尿病微血管并发症之一，目前对糖尿病肾病的诊断金标准是肾穿刺，但是很多患者比较排斥这种创伤性检查，所以很多时候医生只能依据患者的一些临床表现来进行判断，比如有没有出现蛋白尿、高血压、水肿、肾功能指标改变等情况。但很多情况下，出现了上述的临床表现往往提示糖尿病肾病已经进展到了比较严重的阶段。

中医强调整体观念，认为不同疾病的不同阶段都会影响人的整体状态，具体会在脸色、口唇、声音、舌象、脉象上等有所体现，诊断和治疗时要结合"望、闻、问、切"四诊合参的信息。这给了我们很大的启发，能不能结合中医的四诊合参理念和现代的检测方法，通过目诊仪、舌诊仪、脉诊仪等，读取并分析患者眼白、眼底血管的变化参数，舌象参数和脉诊参数，再配合肾病诊断的一些新的标志物，以此来提高糖尿病肾病的诊断率，甚至替代穿刺，这都是非常值得探究的内容。

　　另外就是在治疗方面，关于中西医结合治疗糖尿病肾病的课题项目我们也正在推进。西医在治疗糖尿病肾病蛋白尿方面没有较好的临床方法，迫切需要在降尿蛋白方面找到一个治疗效果明确的药物。有些患者也会求助于中医，通过中医药的办法把尿蛋白降下来，比如黄葵胶囊就是降低尿蛋白的一个选择。但是如果要让这一选择在临床上得到更广泛应用，必须要有高质量的循证医学证据做支撑。目前我牵头的一项"黄葵胶囊治疗糖尿病肾病有效性和安全性的随机、阳性药平行对照、多中心临床研究"，显示出了黄葵胶囊用于治疗糖尿病肾病临床治疗时，具有降低蛋白尿、保护肾功能的疗效，目前文章正在撰写中。

访谈人：在目前的糖尿病研究工作中，还有哪些前沿成果值得关注？

贾伟平：在生活中我们观察到，猪虽然易胖，但不易得糖尿病，对饮食诱导的糖尿病有极强的抵抗力。我和贾伟教授研究团队在 Cell Metabolism 发表的研究发现，猪胆酸能够高效调控血糖平衡，具有治疗 2 型糖尿病的效果。

　　这一成果的发现也得到了中医药的启示。早在明代《本草纲目》中就有记载，猪胆主治消渴症（糖尿病症状）。那么，猪之所以不得糖尿病是否跟猪胆有关？如果猪胆能帮助猪抵抗糖尿病，它在西医学中是否能作为治疗人类糖尿病的药物？它的物质基础是什么？又是如何发挥作用的？带着这些问题，我们的研究团队经过深入的探究，发现猪体内含量最高的一类胆汁酸——猪胆酸能够通过作用于肠道内分泌 L 细胞，激活 G 蛋白偶联胆汁酸受体 5（TGR5）信号，同时抑制法尼醇 X 受体（FXR）信号，上调胰高血糖素原基因（proglucagon）表达，促进胰高血糖素样肽－1（GLP－1）的生成和分泌，从而有效调控血糖稳态。

所以说，这一类关注较少的胆汁酸有望成为糖尿病的潜在治疗药物，也可以和其他降糖药物联用，提高临床疗效。猪胆酸的分子结构可作为后续进行结构修饰的药物研发基础。同时，由于猪胆酸代谢受到肠道菌群调控，如何通过肠道菌提高糖尿病患者猪胆酸的水平，也有望成为未来研究和药物开发的重点。

所以说，中医药作为潜力巨大的医疗卫生资源，是非常值得业界同仁去重视的。古代中医药典籍对于我们今天的医学研究依然具有重要的启示和借鉴作用，采用现代化的研究手段对其进行系统地挖掘和研究，将是未来新药开发的一条通衢大道。从这个角度上说，中西医结合可以说是未来医学的一个趋势。

访谈人：面对慢性病对国民的健康威胁，您主张从传统临床医学模式向大健康模式转变，从以疾病诊断治疗为主转为对健康状态进行早期监测和早期干预，能谈谈原因吗？您觉得应该通过什么方式路径或借助什么技术手段，来实现这一健康

贾伟平：世界卫生组织曾提出，要降低人类的致死率，不仅要对急诊疑难患者进行救治，也需要对慢性病患者给予长期的呵护和管理。所以要从以疾病为中心的诊治模式向以健康为中心的模式转变，要强调全过程全生命周期的健康管理，这与中医的"未病先防、既病防变、瘥后防复"理念是高度一致的。

以糖尿病为例，发病前的亚健康"窗口期"，正是抗击的重要时机。当机体出现腹型肥胖及糖调节异常时，往往就是"糖尿病前期"。我们建议把抗击糖尿病的关口前移至糖

管理目标呢？这其实和中医"治未病"理念不谋而合，您也曾在学术论坛上分享过您对"治未病"与慢病防控和健康管理的看法，能详细谈谈吗？您觉得中医"治未病"的理念应该怎么融入医防结合的健康管理模式呢？

尿病的高危人群，进行早期监测和早期生活方式干预，以阻止或延缓发展到糖尿病临床阶段，有望从疾病前期转归到正常状态。建议有糖尿病家族史，查体发现血糖轻度升高、超重肥胖、脂肪肝、血脂异常和高血压的个体要了解自己的血糖、血压和血脂的情况，至少每半年测量一次血糖，每年到医院进行一次糖尿病评估。

一旦进入临床阶段，就要通过早筛查、遵医嘱、改善不良生活方式，来预防和延缓糖尿病的慢性并发症。其一，确诊为糖尿病后，应前往医院检查，以判断是否患有眼、肾、神经、血管等并发症。其二，要规律服药，定期监测血糖，当身体出现异常信号时，及时与医生沟通，调整治疗方案。在血糖控制达标的基础上，还要尽量减少血糖波动，同时关注血压和血脂的控制情况。其三，是建立良好的生活方式。

我想特别强调的是，养成健康生活方式、开展健康管理，对糖尿病等慢性病的预防与治疗来说至关重要。无论是健康人群，还是糖尿病的高危人群、患者，都应该贯穿生命始终。大众在日常生活中，应做到少吃多动、能量平衡，即合理控制食物总量，尽量使体重维持在健康水平，超重或肥胖者使体重指数（BMI）达到或接近 $24kg/m^2$。低脂、富含膳食纤维的食物以及戒酒、戒烟、限盐都有益于健康。此外，还应养成规律运动的习惯，运动方式适度量力，贵在坚持，通常每周至少 150 分钟中等强度的运动，有益于改善糖脂代谢及保持体重的稳定。

目前的大健康管理还存在以下几个难点：一是疾病的治疗和预防是有隔阂的，二是基层管理能力显著不足，三是信息平台之间壁垒很难打破。2015 年，我们团队受上海市政府委托，主持了上海市糖尿病预防与诊治服务体系建设，致力于医防融合的糖尿病全程健康管理。之所以能够做成这件事，得益于上海大数据的建设，可以借助数据网络，开展糖尿病筛查、患者的自我管理以及大数据分析。我们首先对糖尿病并发症的筛查和诊治难点，比如糖尿病视网膜病变，探索通过数字医学推动防治糖尿病视网膜病变的工作。所以说数字医学是整个大健康管理中一个不可或缺的工具，可以实时沟通疗效，进行宣传教育，便于成本控制，加强医患互动，需要全周期的健康管理强调信息化建设。

总而言之，关口前移、健康优先、主动健康，是抗击慢性病更为合理和经济的策略。未来，通过持续开展医学技术和数字技术的创新集成，发展医防融合、医管融合的协同管理体系，才能够推动慢性病防控的全人群、全方位、全生命周期管理，践行面向人民生命健康的国家战略。

访谈人：还有一个大家都很关心的问题。在现有的医学手段下，糖尿病患者通过治疗血糖稳定后，能不能实现"停药"呢？

贾伟平：如果在 10 多年前提出这个问题，我想不会有人敢肯定地回答你"能停"。但是在今天，我认为通过药物控制、健康管理或一定的手术辅助，糖尿病患者是可以实现停用降糖药的。

我们讲糖尿病治疗"五驾马车"，药物治疗只是其中的一部分。"五驾马车"中，第一是饮食治疗，这是非常重要的环节。患者在进行长期的血糖监测外，要格外注意饮食问题。控制摄入的总热量、少食多餐、营养合理搭配、清淡饮食。不吃含单糖的食物，尽可能选择高纤维食品。第二是运动治疗，不要把运动变成负担。最简单的方式就是走路，每天30分钟，保证一周5次，走到微微出汗，心率比往常稍快就可以。运动前要进行一些血压、血糖等的安全检查。第三是健康教育，加强患者和家属的糖尿病知识教育，让他们清楚地意识到疾病的危害，对身体造成哪些影响，给家庭带来什么样的影响。这需要患者、家属和医生的共同努力。第四是对自己的动态监测。不仅仅是血糖监测，还有血压、血脂等其他指标的监测，不仅有利于疾病的治疗和管理，还可以有效减少并发症的发生风险。第五才是药物，比如双胍类药物，可改善胰岛素敏感性，增加胰岛素作用；磺脲类药物，可促进胰岛素分泌，帮助降血糖；α葡萄糖苷酶抑制剂，抑制肠道糖的吸收；胰岛素增敏剂，可改善体内葡萄糖作用；二肽基肽酶-4抑制剂，可通过一些作用机制提高胰岛素水平，降低血糖；钠-葡萄糖协同转运蛋白2抑制剂，能使体内过剩的能量通过小便排出去，从而起到降低血糖的作用；针剂注射类药物，如胰岛素及类似物等。我们还有一些新的技术，比如糖尿病代谢手术，通过袖状胃切除术等手段，也能实现血糖的稳定控制。

所以说，80%的糖尿病是可防可控的，我们的策略是自己做好自己的健康责任人，通过生活方式干预的基础上加上用药，通过持续的健康监测，保证血糖能够控制好，并且没有并发症，那么是可以停药的。

创造中西医融合的新医学体系

访谈人：
习近平总书记在南阳考察调研时强调，要做好守正创新、传承发展工作，积极推进中医药科研和创新，注重用现代科学解读中医药学原理，推动传统中医药和现代科学相结合、相促进。您刚刚也强调《指南》的修订是基于高质量的证据，那您对中医药的科研和创新方面有什么建议吗？您认为怎样才能实现用现代科学解读中医药学原理呢？

贾伟平： 中医学的理论多源于中国古代哲学，不少人对中医学有"迷信""虚幻"的误解，认为中医学是"伪科学"。要消除这些误解，就必须用现代科学的方法解读中医学原理。这就包括两个内涵，一是用世界公认的方法和科学研究证据阐明中医药的临床疗效，二是用现代科学语言阐述中医药的作用机制。

要做到用现代科学解读中医学原理，首先技术上层次上必须大胆借鉴、引进现代的科学技术。比如在多学科交叉的背景下，药物化学、病毒学、免疫学、药理学、信息科学等多学科技术在中医药作用机制研究中得到广泛应用，加速了对中医学科学内涵的现代化认识。

其次要加强中医药交叉学科建设和人才培养，加强中医药学科与自然科学、现代科技、信息技术、人工智能、大数据等学科的交叉，充分利用现代科学技术，拓展中医药学科的创新发展。还要培养各学科具有交叉学术背景的学科带头人，形成前瞻和原创的学科思想体系。

最后是要创造良好的外部环境，改革完善中医药等有关科研组织、验收和评价体系，同时完善对高校、科研机构、科研人员的长期稳定支持机制，创造鼓励创新、审慎包容的外部环境。

访谈人：有观点认为，中西医互参互信，相互融合，将构建人类完美的医学模式。您心目中的完美医学模式是什么样的呢？中医西医各自扮演什么角色呢？

贾伟平：中医药学是中华民族在几千年与疾病作斗争的过程中形成积累起来的临床实践医学，西医则是以解剖和实验研究为主的现代医学科学理论体系。中医与西医都是世界医学的重要组成部分，是相互补充共同服务于人类健康、生存、繁衍和发展的医疗体系，两种医疗体系没有孰优孰劣，不是相互对立、相互否定、非此即彼，而是相互兼容、相互补充、彼此成就，共同造福于人类。但无论是中医还是西医，都有自己的不足之处。这就需要我们融合中西医各自的优势，为人民群众提供最佳的诊疗方案。因此，在我看来，中西医结合、中西医并重是未来医学发展的必然方向和必由之路，两种医学交流互鉴、取长补短、优势互补、共同发展，更好地为健康中国贡献力量，更好地创造出中西医融合的新医学体系。

访谈人：您平时会读哪些跟中医药有关或者跟中国传统文化有关的书籍？

贾伟平：我平时会读《黄帝内经》，也会去读读《易经》。中医是会看病的哲学，也是充满智慧的医学，也有人认为，中医是以《周易》为哲学理论、以《黄帝内经》为理论基础的智慧医学。认识和理解中医，须从哲学层面把握其独特的思维，如"天人合一""阴阳五行"等朴素的哲学观念，都是其辨证医疗体系的理论基础，所以这两本书我都比较感兴趣。

对中医药普及与发展的建议

访谈人：您非常重视医学科普，还推出了"唐小酱健康说"系列科普漫画，深受读者喜欢。您认为医学科普的目的是什么呢，其重要性体现在哪里？近年来，国人的中医药健康文化素养显著提升，特别是新冠疫情以来，很多人改变了对中医药的认知。但是当前仍然有不少"中医黑"存在，您对中医的科普有什么建议吗？

贾伟平：医疗科普的目的是为了让大众对常见病、多发病有更直观的了解。糖尿病已累及我国逾 1 亿人群，然而目前糖尿病知晓率和治疗率仅为 38.0% 和 34.1%，严重影响血糖控制及糖尿病综合管理。

新媒体时代，受众的阅读习惯也逐渐发生变化，医学科普也要适应时代变化。一方面，要在移动端发力。2016 年，我们主导借助新媒

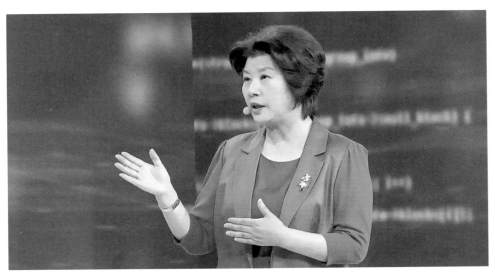

❖ 贾伟平院士受邀参与《养生堂》节目讲解"精准控糖的密码"

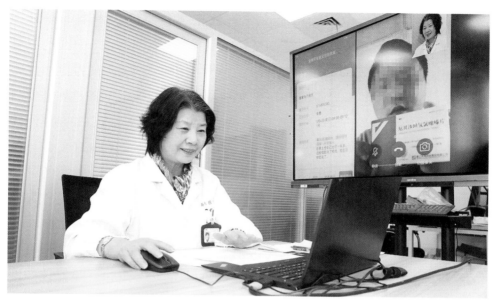

❖ 贾伟平院士在新冠疫情期间网络义诊

体进行医学科普宣教。开设微信公众号——"上海市糖尿病临床医学中心"，同时推出"唐小酱健康说"系列科普漫画，将漫画图片和文字解说相互结合，生动形象地将科普主题呈现在大众面前，从而帮助糖友和糖尿病高危人群更好地了解、预防和控制糖尿病及其并发症。另一方面，科普内容要接地气。我会同多个糖尿病领域的专家们，分别编撰《糖尿病防治中的新鲜事儿——重大科研为您揭秘糖尿病》和《糖尿病防治路上指南针》两本科普书籍，用"接地气"的语言及生动案例介绍糖尿病研究新成果及科学防治知识，进一步揭开糖尿病的神秘面纱。其中，科学家和专科医生发现和遇到的、患者最为关心或感到困惑的 100 件糖尿病相关"新鲜事"以问答等形式呈现，帮助患者及家属深入了解糖尿病防治的新观点和新方法。目前，书籍累计印发 6 万余册，通过多种方式推广至全国 31 个省份的 1619 家医疗机构，培训宣教逾 8 万名医护人员及患者，衍生科普短文及视频的网络点击量达 200 余万次，深受好评。

中医药根植于中国的传统文化，其整体、辨证、阴阳的理念跟中国传统文化不谋而合。一卷汤汤历史，一众熠熠群星，中医药以其深刻的历史烙印，强烈的民族烙印、鲜明的价值烙印，成为中华优秀传统文化的杰出代表。所以在我看来，做好中医药科普首先就是要打牢文化自信的底子，客观理性地看待包括中医药文化在内的中国传统文化，这样才能对中医药的疗效、安全性有一个合理的认知。其次，还要对网络和现实生活中的打着中医旗号行坑蒙拐骗之实的"伪中医""假中医"加大打击力度，给中医行业塑造风清气正的良好环境，避免公众"以偏概全"，因小部分人的非法行径上升到对整个中医群体的否定。第三，还要更新传播理念和传播手段，用更接地气的传播方式，比如短视频、动画、漫画等百姓喜闻乐见的手段，让中医药科普走入大众生活。

访谈人：您对中医药未来的发展还有什么建议呢？

贾伟平：我认为药物的研发转化是一个非常重要的方面，这是突破中西医"次元壁"，加强中西医互学互鉴的有效途径。举个例子，对于西医来说，治疗乏力用西洋参饮片很容易理解，但是具体到饮片的克数、配伍，可能就相对困难一些。将中药、方剂开发成中成药，在安全性、有效性得到高质量研究证据支撑后，纳入专家共识或医学指南，对西医的临床用药形成指导，这就与西医的知识体系相匹配，使其很快掌握用法用量，开具给患者。中医学是一个伟大的医学宝库，医学典籍浩瀚，地域幅员辽阔，无论是古籍中的经方、名方，还是大江南北中医的验方，或是少数民族医药总结的宝贵方药，都是值得挖掘的资源。

第二个还是要加强用"现代通用语言"来阐释中医药的疗效，加强循证医学支撑。只有中医药临床研究数量不断增加，多中心大样本高质量研究的比例不断上升，循证中医药研究方法和技术规范不断完善，有高质量的临床证据支撑的中医药治疗方法才能被更好地应用到临床决策中，使其临床疗效得到更好地发挥。

访谈人：感谢您今天的分享。您对中医药的深刻理解和辩证思考令我们受益匪浅。您对中医药工作的意见建议也会对行业发展起到重要作用，再次感谢您的分享，祝您身体健康，工作顺利！

（安宁 黄蓓 蔡淳 刘月星）

附　录

陈　挥　《西医大家话中医》项目访谈人，现任上海交通大学教授。长期从事中共党史、中国革命史和近现代历史人物的研究。在《光明日报》《解放日报》《党史研究与教学》《编辑学刊》等报刊上发表论文 100 余篇。出版著作 10 余部，代表作有《韬奋传》《走近王振义》《王振义传》等。

安　宁　《西医大家话中医》项目访谈人，中央电视台科教频道资深医学节目主持人。领衔团队制作央视各个平台医学节目：《健康之路》《有医说医》《大健康观察家》《中华医药》《谁是小郎中》等。

崔　芳　《西医大家话中医》项目访谈人、《健康报》社记者。从事中医药领域报道近 15 年，深度报道过多位中医、中西医结合领域知名院士，国医大师等，多次受报社选派参与大型活动和重大主题报道，获得国家级新闻报道及调研报道奖项、省部级卫生健康领域新闻报道奖项若干。

张梦雪　《西医大家话中医》项目访谈人，《中国中医药报》社资深记者、编辑。专注于中西医理论、文化、科学内涵等方面的深度访谈。采写代表作：《让世界认识针灸的科学和价值》《中西医相向而行是讲清中医疗效的关键》《借现代科学之力打开中药"黑箱"》等。

张立军　《西医大家话中医》图书项目执行负责人、访谈人，中国中医药出版社数字出版中心主任。编审，国家级中医药文化品牌"悦读中医全民阅读文化体系"负责人，兼任中华中医药学会编辑出版专门委员会副主任，致力中医药文化科普工作 20 余年。

于梦非 《西医大家话中医》项目访谈人，《健康报》社记者、主持人。常年跟踪报道医学人文、医院管理、卫生政策等领域，采访多名医疗领域院士、知名专家等，担任多个健康类栏目策划及主持。2019年完成采访：《了不起的呼吸人："不老神话"钟南山的很多面》。

许　帅 《西医大家话中医》项目访谈人，复旦大学中医学社创始人，上海自然而然中医药发展基金会"中医大家谈"项目负责人。致力于中医药文化普及、中医药生活化、中医药公共卫生学术传承与发展。

李海英 《西医大家话中医》项目访谈人，上海中医药大学《中医药文化》常务副主编、编辑部主任，兼任中华中医药学会中医药文化分会副主任委员、世界中医药学会研究会中医药国际化品牌建设专委会秘书长、中华中医药学会编辑出版分会常务委员等。

张　正 《西医大家话中医》项目访谈人。教授，广州中医药大学针灸康复临床医学院书记，广东省高校"千百十工程"培养对象。中华中医药学会中医药信息学分会副主任委员，广州市社会科学重点研究基地－广州中医药历史文化基地副主任，积极参与中医药文化和科普宣传推广。

黄　蓓 《西医大家话中医》项目访谈人、《中国中医药报》社新闻部主任助理，深耕中医药领域新闻宣传工作多年，擅长评论写作与人物写作。

田　原 《西医大家话中医》项目访谈人，中医文化学者，中国社会科学院中医药国情调研组特邀专家，资深中医文化传播人。寻访国医大师、民间隐医、御医后人、百年传承中药企业等数百位，著有"田原寻访中医""21世纪中医现场""中医点亮生命"等多个系列书籍。

唐远清 《西医大家话中医》项目访谈人。中国传媒大学媒体融合与传播国家重点实验室协同创新中心主任、教授、博士生导师，健康中国与中医药传播研究中心主任，主流融媒体研究中心主任，中国健康促进与教育协会中医药分会常务副主任委员兼秘书长。长期致力于中医药传播工作。

数字资源获取方法

影音再现访谈现场

与名家对话，胜读万卷书。微信扫描书中标有"大家面对面"的二维码，通过音视频直观感受院士们的大家风范。

扫码看视频

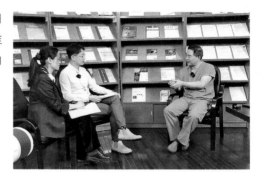

中医药的不解之缘

扫描下方二维码，听参与访谈的国医大师、上海中医药大学原校长严世芸教授，亲自讲述更多西医大家与中医药的不解之缘。

扫码看严世芸教授访谈实录

"云"参观

足不出户畅游多地中医药博物馆、360°全景参观医圣祠，微信扫描书中标有"'云'参观"的二维码，感受中医药文化的悠久历史，见证中医药千年发展历程。

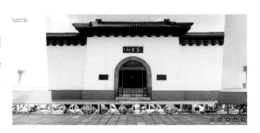

扫码体验云参观

十四经脉 AR 成像

打开全国中医药行业教育云平台"医开讲 APP",扫描书中标有"体验 AR 经络人"的二维码,即可在手机上体验 AR 版人体十四经脉循行。

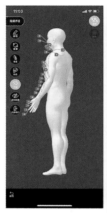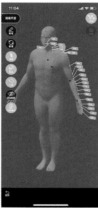

- 放大、缩小、360°旋转图示
- 左侧工具栏对图示中经络涵盖的穴位进行标记
- 使用中医特色的骨度分寸法对穴位定位
- 点击右侧菜单栏,查看本经络中精气的走向

操作说明

1. 微信扫描下方二维码,下载医开讲 APP 并注册。
2. 在搜索框内输入书名,点击"立即购买",选择"全部",点击"选择支付"(0.00 元)并进行支付,显示支付成功。
3. 点击"查看详情",进入本书资源页面。
4. 点击"AR 资源"即可选择经脉循行路线进行体验。

扫码体验经络 AR 成像

中医药趣味问答

- 常见的抗癌中药有哪些？
- 可以用来止痛的穴位有哪些？
- 化瘀降脂名药蒲黄如何鉴别？
- ⋯⋯

  扫码进行中医药知识闯关答题，边玩边学，学习中医也可以很快乐！

扫码开始趣味问答

延伸学习资源

- 共学中医第一经典《黄帝内经》
- "象思维"认识中药本源
- 系统学经络，精准取穴位
- 解密中国人的九种体质
- 发现国学文化中养生秘诀

  扫码享受多媒体阅读体验，满足不同阶段学习需求！

扫码学习

扫码阅读相关推荐图书

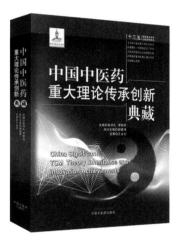

《中国中医药重大理论传承
  创新典藏》

● 2021 年第五届"中国出版政
  府奖图书奖"获奖作品

● "十三五"国家重点图书出
  版规划项目

● 国家出版基金资助项目

　　《中国中医药重大理论传承创新典藏》由中国工程院院士、国医大师、中国中医科学院名誉院长、天津中医药大学名誉校长张伯礼院士等领衔主编。该书从中医药理论传承创新着眼，总结了中华人民共和国成立以来中医药研究的 27 项核心代表成果并论述了重大理论传承创新成果，具有重要指导和示范作用，有利于中医学理论进一步创新和高质量发展。

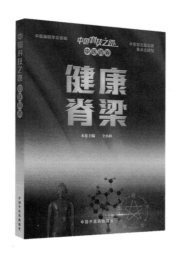

《健康脊梁》

● 第八届"中华优秀出版物图书奖"
　获奖作品

● 中宣部主题出版重点出版物

　　《健康脊梁》为《中国科技之路》套书中医药分卷，系统梳理了中华人民共和国成立至今中医药的重大科技成果，深入挖掘其背后的科学故事，体现其对推动我国卫生健康事业发展的重大意义。

　　为了达到更好的呈现效果，本书将晦涩难懂的科技知识以通俗易懂的语言文字并配以图片形式呈现于读者面前，同时采用融合出版方式，对于部分成果涉及的科学家通过视频形式展示其科技成果和科学家精神，书中部分人体经络循行路线示意图还采用了现代 AR 成像技术加以展示，相信一定会给读者带来不一样的新鲜感受。

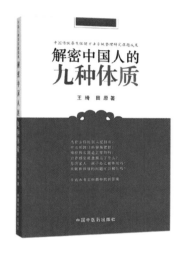

《解密中国人的九种体质》

● "首届全国优秀中医药文化科普
  图书推荐活动"推荐读物

    《解密中国人的九种体质》从"中医体质学"这个角度，帮助你重新认识身体的个性，判别你的体质属于哪一种类型，并且帮助你找到专属于自己的与众不同的养生、祛病方法。掌握了这套方法，你就可以成为自己的保健医生，把握身体的变化，对自己的身体进行简单调整，预防疾病发生。本书由中医体质学创建人、中国工程院院士、国医大师王琦教授和中医文化传播人田原女士共同创作完成。

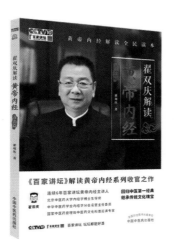

《翟双庆解读黄帝内经·诊治篇》
- 2022 年全国优秀科普作品
- 2021 年向全国老年人推荐优秀
  出版物
- 第四届出版融合技术·编辑创新
  大赛获奖作品

　　本书为 CCTV-10《百家讲坛》同名节目的反向出版物。翟双庆教授作为连续 6 年《百家讲坛》主讲人,带领读者从中医第一经典《黄帝内经》出发,解析中医"望闻问切""五运六气"等诊断方法的奥秘,了解疾病治疗原则与常用疗法,一同领略中医认识问题、解决问题的技巧与奥妙。本书通过融合出版技术配备了丰富的数字资源和服务,包括《黄帝内经五脏养生法》拓展阅读、翟双庆教授视频小课堂、读者交流圈、中医药知识趣味测试、多种知识付费课程等,提升读者阅读体验,丰富阅读延展价值。

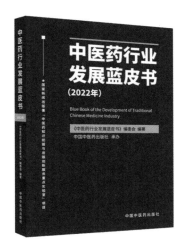

《中医药行业发展蓝皮书（2022年）》

● 国家新闻出版署"中医药知识挖掘与出版创新服务重点实验室"项目

　　本书基于《中国中医药年鉴》统计资料，结合国家中医药管理局、商务部及其直属单位、行业协会、研究机构等发布的数据、信息，依托国家新闻出版署"中医药知识挖掘与出版创新服务重点实验室"，聚合行业内外专家的研究成果，以坚持市场导向、需求导向、效果导向为基础，以客观的数据、丰富的图表和充实的内容，全面、系统地梳理了近两年我国中医药事业发展现状及成绩，总结了国家对新时代中医药事业传承创新发展的决策、部署、安排，展示了中医药行业发展新态势，并展望了中医药事业需要重点推进的工作，为相关政府决策部门、中医药院校及研究机构、中医医疗机构、中药生产企业等提供参考。